Katja Alves
Gesundheit!

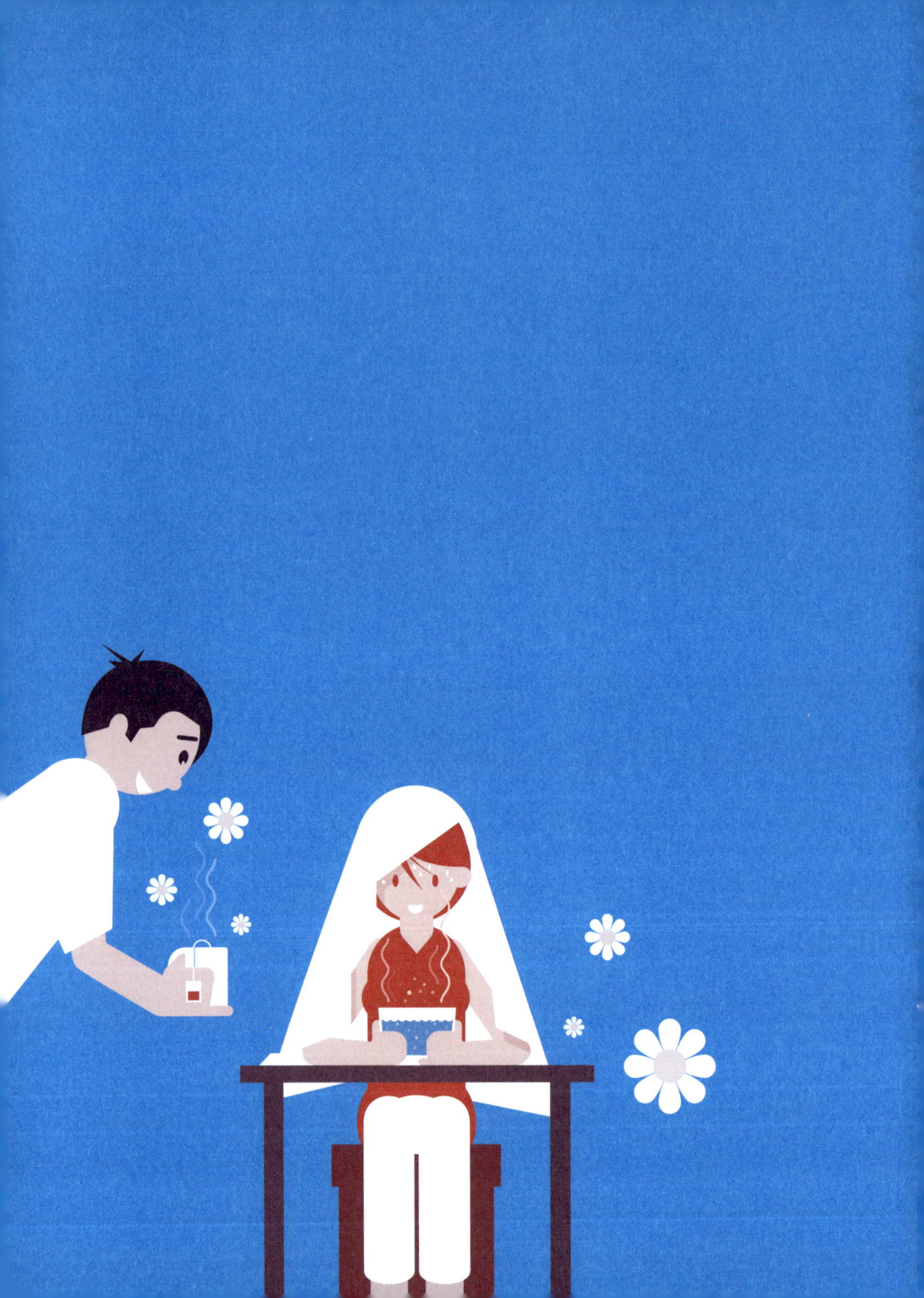

Katja Alves ❁ Steffen Mackert

Gesundheit!

Hausmittel, die helfen und heilen

sanssouci

Wichtiger Hinweis:
Alle in diesem Buch aufgeführten Heilanwendungen und -methoden wurden von der Autorin mit größtmöglicher Sorgfalt recherchiert und erarbeitet und von einem Arzt geprüft.
Eine Garantie kann jedoch nicht übernommen werden. Dieses Buch ersetzt weder die fachärztliche Diagnose noch die medizinische Therapie. Eine Haftung der Autorin beziehungsweise des Verlags und seiner Beauftragten für Personenschäden ist ausgeschlossen.

Für Dr. T.

Unser gesamtes lieferbares Programm und
viele andere Informationen finden Sie unter
www.sanssouci-verlag.de
und
www.kompetent-im-trend.de

1 2 3 4 5 12 11 10 09 08

ISBN 978-3-8363-0068-1

Einbandgestaltung: Birgit Schweitzer, München,
unter Verwendung eines Motivs von Steffen Mackert
Satz und Layout: Steffen Mackert, Karlsruhe
Druck und Bindung: Kösel, Krugzell
Printed in Germany

INHALT

INHALT

KRANKHEITEN, DIE JEDER KENNT

Krankheiten und Verstimmungen gehören zum menschlichen Dasein wie Hunger und Durst. Wer das abstreitet, leitet entweder eine Personalabteilung oder das internationale Zentrum für Extremyoga. Alle anderen Menschen leiden im Laufe ihres Lebens unter allerhand Zipperlein und Beschwerden. Ohne in Lebensgefahr zu geraten, macht man in mehr oder weniger regelmäßigen Abständen Bekanntschaft mit Hals- oder Kopfschmerzen, Muskelkater oder Verstauchungen, Wespenstichen oder Zeckenbissen, Zahnschmerzen, Schürfwunden, Liebeskummer oder Schlaflosigkeit – Letzteres gern in Kombination. Das sind gemeine Übel, die man am liebsten vermeidet.

Der Therapieansatz

In den meisten Fällen kommt man ohne ärztliche Therapie und bittere Grüße aus dem Chemielabor aus; dann nämlich, wenn man sich selbst zu helfen versteht. Ein gut beratener Patient weiß: Gegen den stechenden Kopfschmerz nach Erhalt der Steuerrechnung hilft zunächst tiefes Durchatmen und als weiterführende, beruhigende Maßnahme eine kühlende Lavendelkompresse im Nacken. Erst danach sollte ein längerer Auslandsaufenthalt angestrebt werden. Einer verstopften Nase kommt man in der Regel mit Salzwasser bei und Tränensäcken mit gekühlten Schwarzteebeuteln. Neben den gängigen Leiden werden aber auch neuere Errungenschaften aus dem Beschwerdesektor wie Allergien und dem Burn-out-Syndrom unter die Lupe genommen. Empfehlungen für Vorgehensweisen bei Herzverpflanzungen, Notoperationen und Behandlungen von Risikopatienten wurden aus nachvollziehbaren Gründen dafür ausgebildeten Fachleuten überlassen.

Hausmittel als Heilmittel

Alle Tipps und Ratschläge sind sorgfältig recherchiert und geprüft, auch am eigenen Leib. Teils stammen sie aus dem klassischen Erfahrungsschatz von tausend und einer Großmutter, teils sind sie das Resultat neuester Erkenntnisse. So hilft nicht nur die gute alte Zwiebel, sondern auch die aus der asiatischen Küche bekannte Ingwerwurzel gegen fast alles. Bei sämtlichen Therapieanwendungen, Maßnahmen und Rezepturen wurde Wert darauf gelegt, sie verständlich, praktisch und einfach in der Anwendung zu halten. Nicht jeder Haushalt verfügt über die Ausstattung einer Naturapotheke oder einen für Wassertreten und Ganzkörperschlammkuren ausgerichteten Wellnessbereich. Für viele Rezepte gibt es eine veritable Alternative, so kann zum Beispiel der hustende Gourmet aus einer Top Ten der besten Hustensäfte auswählen.

Körper und Seele

Mit dem hier versammelten Wissen über Haus- und Heilmittel wird nicht nur die Gesundheit gepflegt, sondern auch jede Partykonversation gerettet. Was gibt es Schöneres, als leidenden Mitmenschen mit brauchbaren Tipps und Ratschlägen aufzulauern, um sich bei der nächsten Begegnung in einer Woge der Dankbarkeit zu baden. Eine Wohltat für Körper und Seele!

Sprechstunde

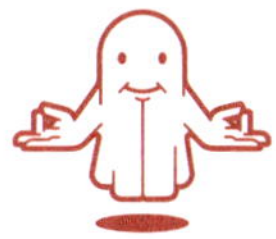

Der gute Geist

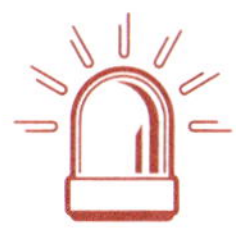

Warnung

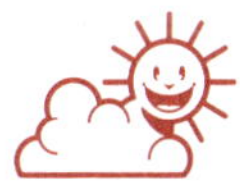

Trostpflaster

Gesund & Schön

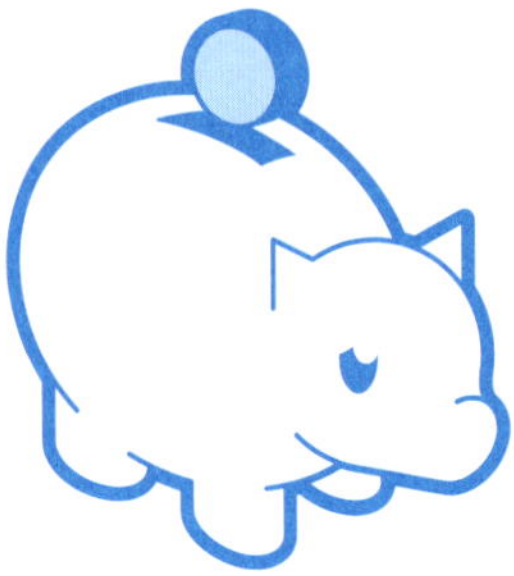

WAS BIN ICH?

Sie reden über nichts lieber als Krankheiten. Sie kennen sich in medizinischen Belangen bestens aus und erwähnen gegenüber Ihrem Hausarzt auch gerne mal Ihr abgebrochenes Medizinstudium. Für leidende Familienmitglieder und Freunde haben Sie tausend Tipps parat. Aber sind Sie sicher, dass Sie für jede Beschwerde das richtige Haus- und Heilmittel kennen? Finden Sie mit Hilfe des folgenden Tests heraus, ob Sie die Fähigkeit und das Wissen zum Heiler respektive zur Heilerin haben.

a b c

01. ***Sie sind bei Ihrer Nachbarin zu Besuch, und diese klagt über heftige Bauchschmerzen auf der rechten Seite. Ihr Bauch ist hart und übel ist ihr auch. Richtig. Das könnte der Blinddarm sein. Was tun Sie?***

a: Sie legen Ihrer Nachbarin sofort eine Wärmflasche auf den Bauch und reden ihr gut zu.
b: Sie legen Ihrer Nachbarin eine warme Heublumenwickel auf den Bauch und rufen den Notarzt.
c: Sie messen Fieber und rufen den Notarzt.

a b c

02. ***Hilfe! Sie sind zu einer Party eingeladen und entdecken einen Furunkel auf Ihrer Nase. Was tun Sie?***

a: Sie bestreichen den Pickel mit Zahnpasta und hoffen, dass er so möglichst rasch austrocknet.
b: Sie nehmen eine sterilisierte Nadel und stechen den Pickel auf.
c: Sie suchen einen Arzt auf.

03. ***Sie sind zu einem Picknick im Grünen geladen. Doch kaum haben Sie sich hingesetzt, werden Sie von einer Wespe in den Knöchel gestochen. Was tun Sie?***

a b c

a: Sie beschimpfen die Gastgeber und gehen beleidigt nach Hause.
b: Sie reiben die betroffene Stelle mit Honig ein.
c: Sie benetzen die betroffene Stelle mit Ihrem Speichel.

04. ***Um Reisekrankheiten wie Durchfall usw. zu vermeiden, sollte man fern der Heimat besonders vorsichtig mit Speisen und Getränken umgehen. Sie wissen das und bestellen in einem Restaurant immer nur:***

a b c

a: Wasser aus der Flasche.
b: Wasser mit Kohlensäure.
c: Alkoholische Getränke.

05. ***Bewegung ist gesund. Sie haben trainiert, und jetzt sind Sie von Muskelkater geplagt und können sich kaum mehr bewegen.***

a b c

a: Sie machen eine Pause und lagern die Bein hoch.
b: Sie machen eine Woche lang spezielle Dehnübungen.
c: Jetzt heißt es erst recht trainieren! Nur so kommt man dem Muskelkater bei.

06. ***Beim Fußballspiel hat ein Mitspieler einen harten Ball abgekriegt. Jetzt fließt Blut aus der Nase, und das Trikot ist ruiniert. Was tun Sie?***

a b c

a: Sie bringen ihm sofort ein neues Trikot aus der Garderobe.
b: Sie sorgen dafür, dass er den Kopf nach vorne hält.
c: Sie sorgen dafür, dass er den Kopf nach hinten hält.

a b c

07. ***Ihr Partner, Ihre Partnerin ist tüchtig erkältet. Die Nase ist verstopft und juckt. Jetzt hilft nur noch eines:***

a: Sie machen ihr oder ihm eine Schüssel mit heißem Dampf bereit.
b: Sie laden sie oder ihn zu einem Saunabesuch ein.
c: Sie bereiten eine Haferschleimsuppe zu.

a b c

08. ***Sie leiden unter Schluckweh.***

a: Das könnte eine Angina sein. Sie schlucken vorsichtshalber eine Antibiotika-Kapsel, die Ihnen der Hausarzt das letzte Mal verabreicht hat.
b: Sie gurgeln mit Salbeitee und trinken Johannisbeersaft.
c: Sie gurgeln mit Johanniskrauttee und trinken einen Orangensaft.

a b c

09. ***Sie sind bei der Arbeit, und alles geht wieder mal drunter und drüber. Was sollten Sie während der kurzen Pause machen, die Ihnen trotz allem Stress zusteht?***

a: Essen Sie eine Banane.
b: Trinken Sie einen Espresso mit Zitrone.
c: Rauchen Sie eine Zigarette.

a b c

10. ***Ein heißer Sommertag. Draußen ist es schwül, und Sie leiden unter Kopfschmerzen.***

a: Gegen wetterbedingte Kopfschmerzen helfen ein paar Tropfen Lavendelöl auf einem Würfelzucker. Lassen Sie den Zucker langsam im Mund zergehen.
b: Gehen Sie auf jeden Fall nach draußen und bewegen Sie sich.
c: Streichen Sie sich ein Mus aus gekochten Tomaten auf die Stirn. Das hilft gegen wetterbedingten Kopfschmerz.

AUSWERTUNG

Pro richtige Antwort gibt es drei Punkte. Für alle anderen Antworten gibt es keine Punkte. Addieren Sie Ihre Punkte und lesen Sie, welche berufliche Zukunft Ihnen im medizinischen Fachbereich zusteht.

AUFLÖSUNG 1c | 2c | 3c | 4b | 5a | 6b | 7a | 8b | 9a | 10a

✚ *TOTENGRÄBER*

0–12 Punkte: Mit großer Freude kann man bei Ihnen erste positive Ansätze zum Heiler feststellen. Aber vorerst wäre es besser, wenn Sie von allem, was atmet und sich bewegt, Ihre Hände lassen würden. Auf diese Art und Weise werden Sie Leben retten. Jeglicher von Ihnen geleistete Beistand könnte zum jetzigen Zeitpunkt Ihre Mitmenschen in eine gesundheitlich instabile Situation bringen. Wiederholen Sie den Test nach der gründlichen Lektüre dieses Buches.

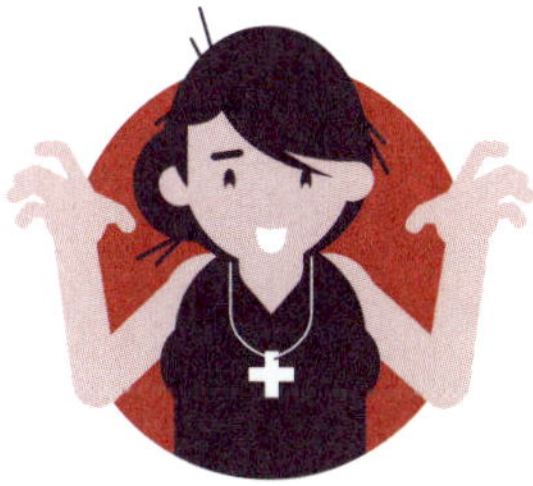

✚ *KÜCHENTISCHMEDIZINER*

13–24 Punkte: Ihr Lieblingsthema ist Ihr Gesundheitszustand. Sie sind mit allen Kräutertees gewaschen und greifen auch rasch zur Tat. Das ist gut. In Krankheitsfällen braucht es entschlossene Menschen. Aber sind Sie nicht manchmal etwas zu voreilig? Aus diesem Grund sei Ihnen dringend zur Lektüre des vorliegenden Werkes geraten.
Dieses Buch ist für Sie ein unentbehrlicher Begleiter bei all Ihren Hausbesuchen.

✚ *LAIENARZT*

25–30 Punkte: Gratuliere! Sie sind der Mensch, dem die Kranken vertrauen. Sie haben die natürlich autoritäre Ausstrahlung eines Fernseh-Arztes und das Wissen eines Naturheilpraktikers. Das adäquate Kleidungsstück ist für Sie von nun an der weiße Kittel.

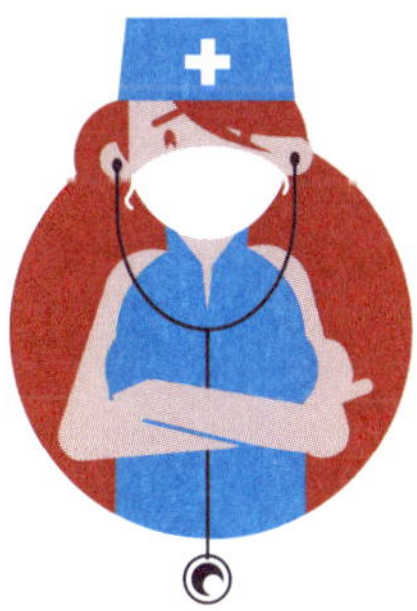

PS: Falls sich bei Ihren Diagnosen trotzdem Zweifel einstellen sollten, fragen Sie bitte Ihren Arzt oder Apotheker.

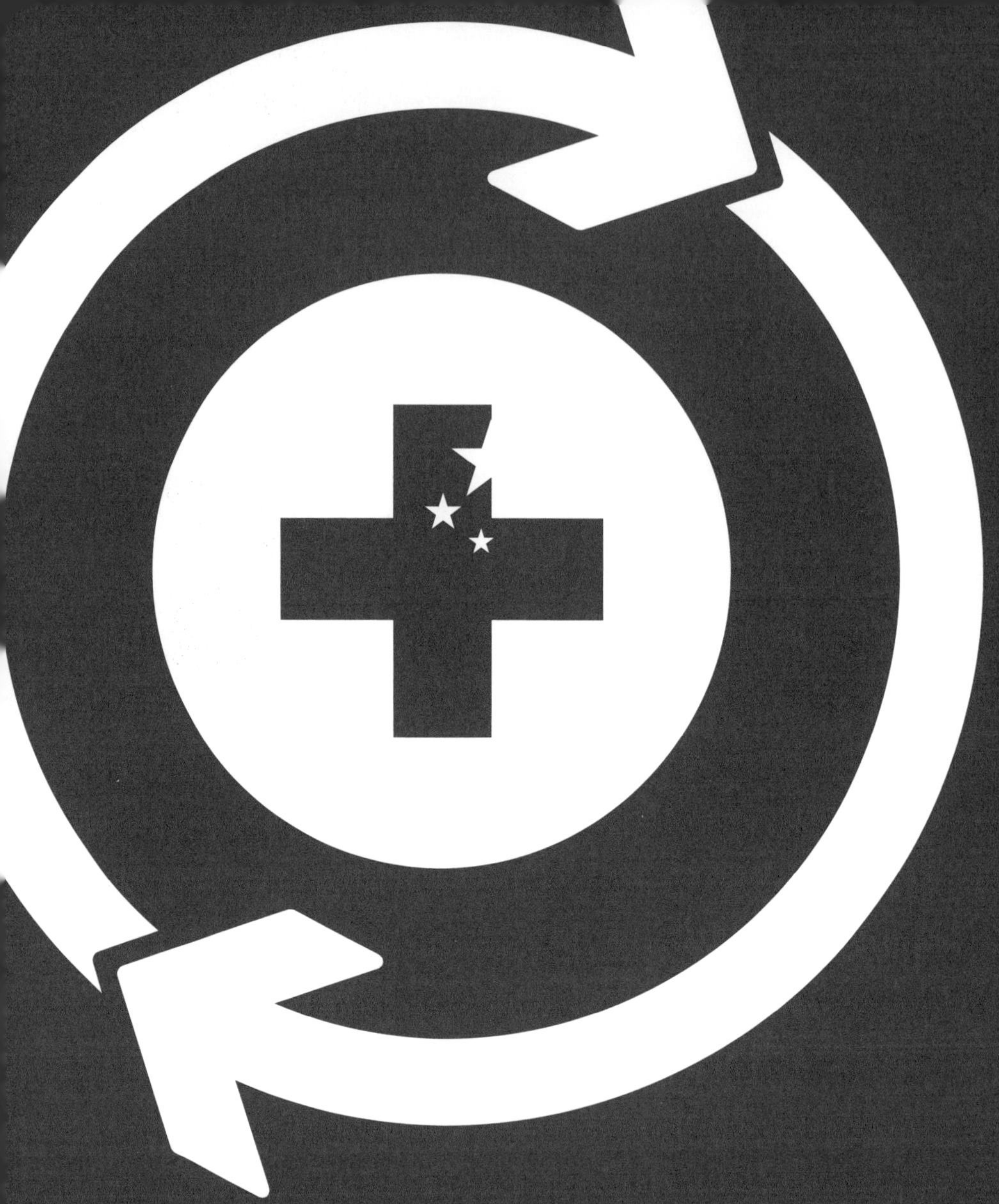

01 LEIDEN VON KOPF BIS FUSS

Es brummt der Kopf, die Nase rinnt, es grummelt der Bauch, und die Leber sticht. Die Lektüre des folgenden Kapitels soll Ihnen dabei behilflich sein, Beschwerden und körperliches Ungemach, vom Haarausfall bis zum Fußpilz, mit einfachen und wirksamen Hausmitteln anzugehen. Begonnen wird mit dem Kopf, denn wenn der Kopf schmerzt, leiden bekanntlich alle Glieder. Was aber umgekehrt nicht heißt, dass wenn keine Kopfschmerzen zu beklagen, alle anderen Körperteile gesund sind. Prüfen Sie zuerst mit Hilfe der einleitenden Sprechstunde, ob Ihre persönlichen Leidenssymptome zur angegebenen Beschwerde passen. Wählen Sie anschließend eine oder mehrere der vorgeschlagenen Therapien aus und freuen Sie sich, dass Sie schon bald wieder von Kopf bis Fuß gesund und munter sind.
Tritt keine Besserung ein oder verschlimmern sich die Symptome, sollten Sie in jedem Fall einen Arzt aufsuchen.

KOPFSCHMERZEN

Beim Kopfschmerz wird zwischen primärem Schmerz, Migräne, Spannungskopfschmerz und sekundärem Kopfschmerz unterschieden, der als Begleiterscheinung von Erstbeschwerden einhergehen kann. Oft wird der Schmerz durch Angst, Anspannung, Stress, Augenbelastung, verkrampfte Körperhaltung, verspannte Muskeln, Schlafmangel, Wassermangel, Verdauungsprobleme, Menstruation, Allergien oder bei Erkältung und Grippe ausgelöst.
Es gibt demnach fast keinen Beschwerdezustand, der sich nicht mit Kopfschmerzen kombinieren ließe.

SPANNUNGSKOPFSCHMERZ

Sprechstunde

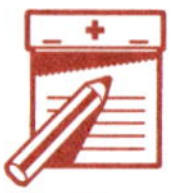

Sie spüren einen unangenehmen Druck im Kopf, vielleicht noch zusätzlich ein leises Stechen, und die Welt lastet zentnerschwer mitten auf Ihrem Scheitel. Jetzt sollten Sie handeln! Denn der noch halbwegs erträgliche Spannungskopfschmerz kann sich im Nu in eine scheußliche Migräne verwandeln.

Für den Hypochonder

Ein unangenehmer Druck, ein fieses Stechen im Kopf nach einer fröhlichen Nacht muss nicht gleich bedeuten, dass der ausschweifende Lebensstil mit einem bösartigen Tumor quittiert wird. So gemein kann das Schicksal gar nicht sein.

Innere Anwendung

Espresso mit Zitronensaft (01) schmeckt zwar scheußlich, aber manchen Menschen hilft diese Rezeptur tatsächlich gegen Kopfschmerzen. Ein halber Löffel Baldrianextrakt, mit warmem Wasser verdünnt, entspannt und lindert den Schmerz. Bei Bedarf alle halbe Stunde wiederholen. Gegen wetterbedingte Kopfschmerzen helfen ein paar Tropfen Lavendelöl auf einem Würfelzucker (02). Lassen Sie den Zucker langsam im Mund zergehen.

(01)

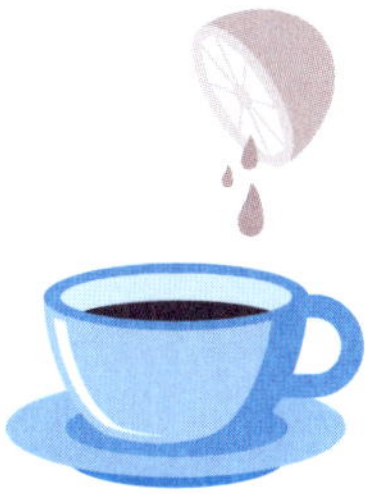

(02)

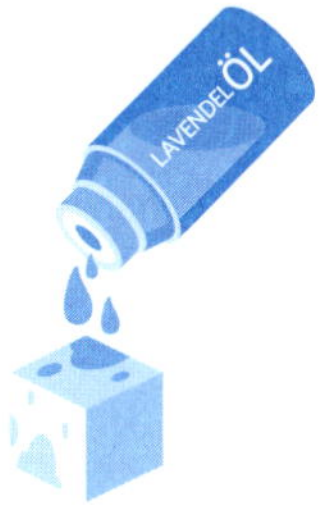

Äußere Anwendung

Halten Sie die Arme ein paar Minuten lang in ein Waschbecken mit kaltem Wasser. Ein Coldpack aus der Apotheke vertreibt den Kopfschmerz zwar nicht, aber macht ihn zumindest etwas erträglicher. Eine kühlende Lavendelkompresse auf Stirn oder Nacken hilft gegen Verspannungskopfschmerzen. Dazu die Kompresse in kaltes Wasser tauchen, dem ein paar Tropfen Lavendelöl beigegeben wurden. Falls es die Umstände nicht erlauben, eine Kompresse aufzulegen, können Sie die Stirn direkt mit ein paar Tropfen Lavendelöl massieren. Bei krampfartigen Kopfschmerzen hilft es, sich rohe Kartoffelscheiben auf die Stirn zu legen. Auch ein entspannendes Bad wirkt oft Wunder. Die Wunderheilung wird verstärkt, wenn Sie noch 20 bis 30 Tropfen Johanniskrautöl ins Badewasser geben.

Prävention

Nikotin und Alkohol, kombiniert mit zu wenig Schlaf, führen mit großer Verlässlichkeit zu Kopfschmerzen. Der Verzicht auf das eine oder andere Genussmittel sollte von daher in Erwägung gezogen werden. Trinken Sie immer genug Wasser. Mindestens 1 1/2 Liter pro Tag. Öffnen Sie die Fenster. Lüften Sie regelmäßig. Kopfschmerz entsteht oft durch Sauerstoffmangel. Falls Sie zuoberst in einem modernen Bürokomplex tätig sind und die Fenster sich nicht öffnen lassen, wäre ein Spaziergang an der frischen Luft keine Zeitverschwendung. Achten Sie bei der Arbeit am Computer auf eine gerade Körperhaltung.

MIGRÄNE

Sprechstunde

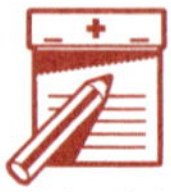

Erst flimmert es vor Ihren Augen, und dann tritt ein hämmernder Kopfschmerz, meist im Bereich der Schläfe oder des Auges, ein. Sie spüren förmlich, wie sich die Gefäße im Kopf zusammenziehen und wieder weiten. Ein Migräne-Anfall dauert von etwa sechs Stunden bis zu einigen Tagen. Als Auslöser wird oft Stress genannt, aber auch hormonelle Veränderung, bestimmte Lebensmittel oder zu viel Alkohol.

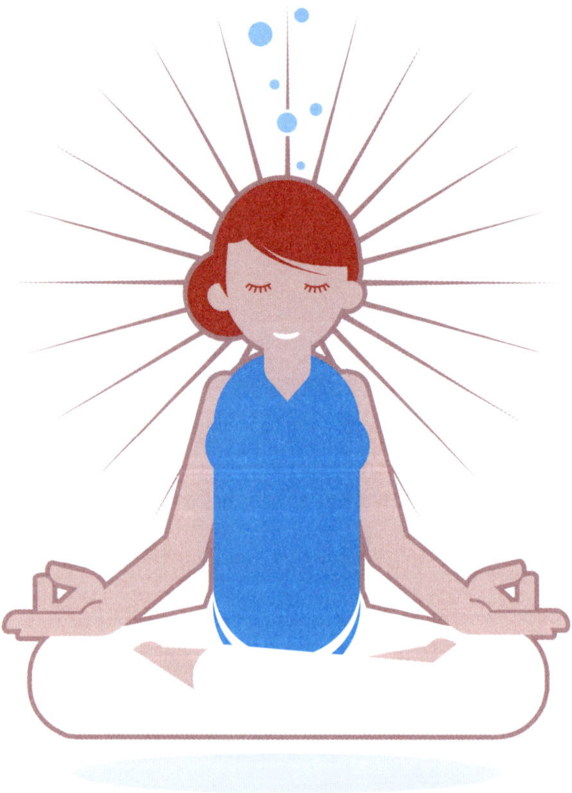

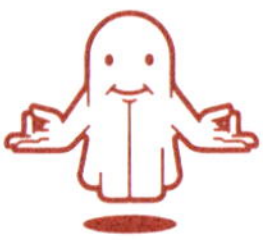

DER GUTE GEIST

Yoga, autogenes Training und andere Entspannungstechniken können helfen, immer wiederkehrende Migräne-Attacken loszuwerden.

Äußere Anwendung

Legen Sie sich in einen abgedunkelten Raum und öffnen Sie die Fenster. Versuchen Sie ruhig zu atmen. Achten Sie darauf, dass die Füße warm sind. Massieren Sie Schläfe, Stirn und Nacken mit ein paar Tropfen Eukalyptusöl.

Innere Anwendung

Schon bei den ersten Anzeichen 1/3 Teelöffel Ingwerpulver in einem Glas Wasser verrühren und trinken. Ingwer hemmt die Entzündung und lindert den Schmerz.
Trinken Sie dreimal täglich frischen Gemüsesaft. Verzichten Sie auf opulente Mahlzeiten. Erlaubt ist höchstens ein Teller Haferschleimsuppe. Manchmal wird Migräne auch durch einen Magnesiummangel ausgelöst. Dagegen helfen kurzfristig Magnesiumbeutelchen aus der Apotheke und langfristig eine magnesiumreiche Ernährung. Ebenso sollten Sie vermehrt Rohkost essen. Falls Sie regelmäßig Kaffee oder Schwarztee trinken, sollten Sie testweise vier Wochen lang auf beide Genussmittel verzichten. Stellen sich zu Beginn gleich heftigere Kopfschmerzen ein, ist anzunehmen, dass das Koffein und Tein an den Kopfschmerzen beteiligt sind. Danach sollten sich die Schmerzen deutlich verringern, und Sie dürfen wieder ein- bis zweimal pro Woche Kaffee oder Tee trinken. Falls gar nichts passiert, brauchen Sie sich nicht zusätzlich zu quälen.

Prävention

Um herauszufinden, ob die Migräne durch Lebensmittel verursacht wird, sollte bei einer Anfälligkeit auf Käse, Rotwein und Schokolade verzichtet werden.

WARNUNG

Falls Sie an Migräne leiden, sollten Sie auf Saunabesuche verzichten. Starke Temperaturunterschiede können Migräne-Attacken auslösen. Leiden Sie unter immer wiederkehrenden Kopfschmerzen oder treten die Schmerzen urplötzlich auf, sollten Sie zur Behandlung einen Arzt aufsuchen. Stellen sich plötzlich Sehstörungen und Gleichgewichtsprobleme ein, sollten Sie dies unverzüglich tun, da dies Hinweise auf einen Tumor sein könnten – im allerschlimmsten Fall.

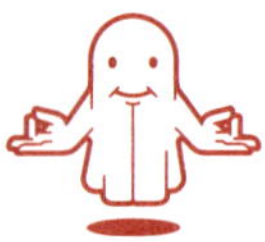

DER GUTE GEIST

Der Yogi empfiehlt: Setzen Sie sich in den Lotussitz. Reiben Sie die Handflächen aneinander, bis sie warm werden. Danach legen Sie die Handflächen auf Ihre Augen, um völlige Dunkelheit zu erreichen. Atmen Sie ruhig und regelmäßig.

DIE AUGEN

Die Augen sind täglich großen Anstrengungen ausgesetzt. Hinzu kommen nicht behobene Sehfehler aus Gründen der Eitel- oder Bequemlichkeit. Weshalb eine Brille, wenn Sie beim Autofahren die Ampel noch sehen?
Trotzdem ist es ratsam, sich ab und zu einer Untersuchung zu unterziehen. Nicht nur ist es von Vorteil, wenn man Straßenkarten und Telefonbücher lesen kann, die Augen sind zudem direkt mit dem Hirn verbunden. Dadurch erklärt sich, dass viele Krankheiten, z. B. Diabetes, Bluthochdruck und Kalkablagerungen in den Arterien, durch eine Untersuchung beim Augenarzt erkannt werden. Akute, harmlosere Beschwerden lassen sich hingegen fürs Erste mit adäquaten Sofortmaßnahmen beheben.

ROTE UND GEREIZTE AUGEN

Sprechstunde

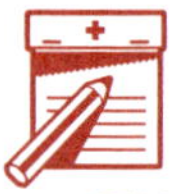

Die Augen sind gerötet und brennen. Gründe, weshalb es zu überanstrengten und gereizten Augen kommen kann, gibt es mannigfaltig. Zu viel Arbeit am Bildschirm, zu wenig Schlaf, zu viel Fernsehen, ein längerer Aufenthalt in einem schlecht gelüfteten Raum.

Äußere Anwendung

Abwechselnd Umschläge mit lauwarmem und kaltem Wasser bringen Erholung für müde Augen und lassen sie abschwellen. Oder man nimmt Kamillentee- oder Fenchelteewickel: Eine Gazewickel in lauwarmen Tee tauchen und anschließend auf die geschwollenen oder geröteten Augen legen. Um die Augen zu beruhigen, reiben Sie mit den Handflächen sanft und ohne Druck über die geschlossenen Lider, das macht man oft schon instinktiv. Wer lange am Bildschirm sitzt, tut gut daran, die Augen zwischendurch auf entfernte Objekte einzustellen. Z. B. Nachbars Balkon. Augengymnastik wirkt entspannend und beugt Überreizung vor:

Drehen Sie Ihre Augen eine Minute langsam im Kreis – zunächst im, dann gegen den Uhrzeigersinn.

Innere Anwendung

Augentrosttee ist, wie der Name vermuten lässt, ein Trost für übermüdete Augen. Pro Tasse einen Teelöffel dazugeben, einige Minuten ziehen lassen. Täglich nicht mehr als zwei Tassen trinken.

BINDEHAUTENTZÜNDUNG

Sprechstunde

Sie erwachen morgens mit geröteten und verklebten Augen. Die Augen lassen sich kaum öffnen, jucken, tränen oder fühlen sich trocken an.
Eine Bindehautentzündung kann verschiedene Ursachen haben: Ist die Entzündung nicht infektiös, kann sie durch Rauch, Staub, Chlor, UV-Strahlung, Wind, Kälte oder eine Allergie (Heuschnupfen) hervorgerufen werden. Ist die Entzündung infektiös, ist sie stark ansteckend. Also sollten Sie zuallererst versuchen, die Ursache der Erkrankung herauszufinden.

Äußere Anwendung

Bei nichtinfektiösen Entzündungen sind die Ursachen, die zu den Beschwerden geführt haben, in jedem Fall zu meiden, das dürfte klar sein. Infektiöse Behandlungen werden von Ihrem Arzt entsprechend behandelt.

WARNUNG

Falls Sie plötzlich unter Augenschmerzen leiden oder einen Schleier vor Ihren Augen sehen, kann es sich um eine Augenkrankheit wie der graue oder grüne Star handeln. Allgemein ist es ratsam, alle Sehstörungen von einem Arzt untersuchen zu lassen.

WARNUNG

Reiben Sie nicht an Ihren Augen herum und verzichten Sie auf Behandlungen mit Kamillenblüten, die im Falle einer Bindehautentzündung die Augen noch mehr reizen können. Eine Bindehautentzündung gehört immer in ärztliche Behandlung.

STAUBKÖRNCHEN IM AUGE

Sprechstunde

Falls ein Fremdkörper in Ihr Auge geraten ist, hilft nur eines: Tränendrüse aktivieren. Die Methoden gestalten sich unterschiedlich. Für die einen ist die wiederholte Einblendung der Schlussszene von *Titanic* hilfreich, andere reagieren besser auf den Steuerbescheid. Was aber verlässlich und schnell zu Tränenfluss führt, ist Zwiebelschneiden.

Äußere Anwendung

Schälen Sie eine frische Zwiebel. Um möglichst viel Zwiebelduft einzuatmen, sollten Sie sich dabei Zeit lassen. Hacken Sie die Zwiebel in kleine Stücke. Manchmal hilft es auch, die Augen mit lauwarmem Kamillen- oder Augentrosttee auszuspülen. Immer von außen nach innen in Richtung Nase auswaschen.

WARNUNG

Falls die Beschwerden nicht nachlassen und das Auge immer röter wird oder durch einen Fremdkörper verletzt wurde, sollten Sie umgehend Ihren Arzt aufsuchen.

BLAUES AUGE

Sprechstunde

Ein blaues Auge kann, wenn es sich um mehr als das natürliche Blau der Iris handelt, sehr schmerzhaft sein und sollte möglichst rasch behandelt werden.

Äußere Anwendung

Legen Sie sofort einen Eisbeutel auf die verletzte Stelle. Dadurch lässt der Schmerz nach, und die Schwellung nimmt ab. Ist kein Eis vorhanden, erfüllen selbstverständlich auch ein gekühltes Rindersteak oder ein nasskalter Waschlappen den Zweck. Machen Sie nach 10 Minuten 5 Minuten Pause und legen Sie dann das Eis erneut auf. So lange wiederholen, bis der Schmerz etwas nachlässt. Alternativ dazu legen Sie abwechselnd einen warmen und einen kalten Waschlappen auf die betroffene Stelle. Morgens und abends anzuwenden.

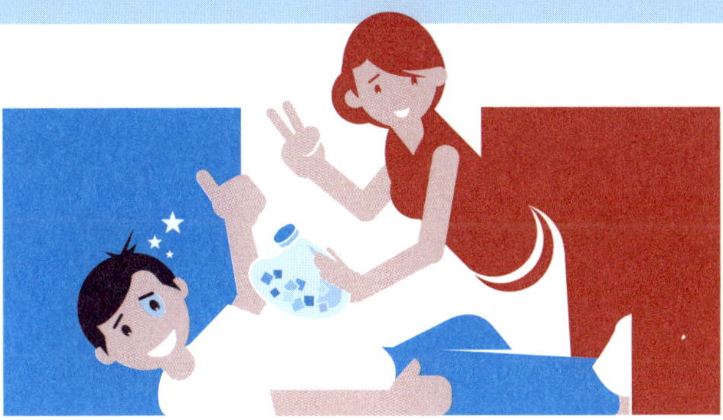

TRÄNENSÄCKE

Sprechstunde

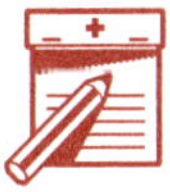

Sie schauen in den Spiegel, und wer lacht Ihnen entgegen? Derrick! Nein, solche Tränensäcke wollten Sie nie! Die unschönen Schwellungen unterhalb des Auges sind leider in den meisten Fällen ein Indiz dafür, dass man die Nacht zum Tag gemacht hat. Es sei denn, sie sind angeboren.

Äußere Anwendung

Die Schönheitsindustrie hält zwar tausenderlei Cremes und Gels parat, um Tränensäcke zu vermindern, doch zu den einfachsten und effizientesten Mitteln gehört noch immer das feuchtwarme Tuch, das einige Minuten auf die Augen gelegt wird. Auch gekühlte Schwarzteebeutel sind mindestens so effizient wie ein Augengel. So wird's gemacht: Tauchen Sie zwei Schwarzteebeutel Ihrer bevorzugten Ernte in warmes Wasser. Anschließend lassen Sie die Beutel im Eisfach kalt werden. Sobald die Teebeutel ausreichend gekühlt sind, werden sie auf die geschlossenen Augen gelegt.
Diese Methode wirkt Wunder. Auch eine Quarkmaske hilft: 2 Esslöffel Quark mit etwas Zitrone und Honig verrühren und rund um die Augen streichen. Etwa 15 Minuten einwirken lassen. Danach mit lauwarmem Wasser abwaschen.

PRÄVENTION

Üben Sie ruhige und nach innen gewandte Freizeitbeschäftigungen wie Meditation aus und verzichten Sie in lateinischen Ländern auf die Zeichensprache.

DIE OHREN

Ohren haben vor allem eine Funktion: Sie dienen dem Hören. Zudem wird über das Innenohr das Gleichgewicht reguliert. Leiden Sie unter einer Ohrenkrankheit, bleibt Ihnen unter Umständen nicht nur die Teilnahme an einer Seiltanzgruppe verwehrt, Sie fühlen sich durch die Beeinträchtigung der Hörfähigkeit auch von der Umwelt abgeschnitten. Das mag vielleicht kurzfristig Vorteile bringen, ist aber auf Dauer eine große Belastung. Ohrenleiden sollten deshalb rasch angegangen werden.

OHRENSCHMERZEN UND MITTELOHRENTZÜNDUNG

Sprechstunde

Erst verspüren Sie einen leichten Druck auf den Ohren, und es können Ohrengeräusche hinzukommen, doch schon bald macht sich ein stechender, quälender Schmerz im Ohr breit.

Hinzu kommen Kopfschmerz und Fieber. Und manchmal auch Hörstörungen. Ohne Zweifel: Ihre Erkältung hat sich zu einer Mittelohrentzündung entwickelt. Die gemeine Mittelohrentzündung entsteht meist durch über den Nasenraum aufsteigende Viren oder Bakterien, als Folgeerscheinung einer Erkältung oder Grippe. Hinter dem Trommelfell sammelt sich Eiter, der einen Druck auf das Trommelfell ausübt, bis es platzt und der Eiter abfließen kann.

Äußere Anwendung

Zwiebelauflage: Schneiden Sie eine Zwiebel in kleine Würfel (im Spaghetti-Bolognese-Format). Dünsten Sie die Würfel fünf Minuten in etwas Wasser. Geben Sie die gehackten Zwiebeln in ein Stofftaschentuch und pressen Sie die Würfel aus, damit sie nicht tropfen. Legen Sie den Beutel auf das erkrankte Ohr. Alternativ dazu nehmen Sie ein Leinsamen-

WARNUNG

Hygiene ist gut, aber übertreiben Sie es nicht! Ohrenstäbchen sind nur zur Reinigung der Ohrmuschel gedacht. Verzichten Sie darauf, im Ohrinnern herumzuwuseln. Bei anhaltendem Fieber und Schmerzen und wenn Flüssigkeit aus dem Ohr tritt, sollte ein Arzt aufgesucht werden.

päcklein: Leinsamen werden in einer Pfanne mit wenig Wasser zu einem Brei erhitzt. Den warmen Brei in ein Tuch geben und auf das Ohr legen. Vorsicht, machen Sie zuerst den Wärmetest an der Wange. Damit sich die verstopften Verbindungsgänge zwischen Ohr und Rachen besser entleeren und um die Schmerzen zu lindern, sollten Sie den Kopf hochhalten. Schlafen Sie mit zusätzlichen Kopfkissen. Geben Sie ein paar Tropfen Essig oder warmes Knoblauchöl in das schmerzende Ohr. Aber Achtung: keinesfalls, wenn das Trommelfell bereits gerissen ist und Flüssigkeit aus dem Ohr tritt. Im Zweifelsfall auf die Tropfen verzichten!

Innere Anwendung

Essen Sie viel Vitamin-C-haltiges Obst wie Zitrusfrüchte und Kiwis. Wie bei jeder Infektion sollten Sie auch bei einer Mittelohrentzündung viel trinken. Trinken Sie in kleinen Schlucken. Durch die Schluckbewegungen werden die Verbindungsröhren zwischen Rachen und Mittelohr geweitet.

Prävention

Bei einer Anfälligkeit für Mittelohrentzündung ist Vorsorge alles! Um die Entzündung im Ohr zu vermeiden, muss darauf geachtet werden, dass die Nasenschleimhäute nicht anschwellen (siehe *Schnupfen*, Seite 35). Schützen Sie Ihre Ohren vor Zugluft. Halten Sie den äußeren Gehöreingang bei starkem Wind zusätzlich mit Watte warm.
Jeder Schnupfen kann zu einer Mittelohrentzündung führen und sollte daher richtig auskuriert werden. Halten Sie sich das stets vor Augen. Insbesondere, wenn Sie Ihrem Chef erklären, warum Sie nicht zur Arbeit kommen.

WARNUNG

Tritt Flüssigkeit aus dem Gehörgang, sollte der HNO-Arzt aufgesucht werden.

OHRENSAUSEN

Sprechstunde

Ohrensausen oder Tinnitus bedeutet, dass der Betroffene Geräusche hört, die außerhalb seines Kopfes nicht existieren. Darüber, wie die unangenehmen Nebengeräusche im Ohr genau zustande kommen, wird spekuliert. Leider ist es so, dass Ohrensausen kaum vollständig kurierbar ist. Die Symptome können jedoch gemildert werden.

Äußere Anwendung

Meiden Sie totale Stille ebenso wie heftigen Lärm. Ideal sind ruhige Geräuschkulissen wie die eines Springbrunnen, einer regelmäßig befahrenen Straße ohne aggressiven Lärm oder eines Waldes. Ein leichtes Ohrensausen kann auch bei einer schlechten Durchblutung auftreten. Ist dies der Fall, sind regelmäßige Saunabesuche und Wechselduschen (01) hilfreich. Beginnen Sie mit warmem Wasser, arbeiten Sie sich von unten nach oben, immer in Richtung Herz.
Die Prozedur zwei- bis dreimal wiederholen und mit kaltem Wasser abschließen. Auch stärken Sport und Gymnastik den Kreislauf. Erfolgversprechend ist in vielen Fällen auch eine Akupressurtherapie.

Innere Anwendung

Magnesium verbessert die Erholungsfähigkeit der Hörzellen. Außerdem hilft das Mineral, wenn das Ohrensausen in Zusammenhang mit einem Hörsturz aufgetreten ist. Wird die Erkrankung gleich zu Beginn behandelt, bestehen bessere Heilungschancen.

Prävention

Was Ihnen schon als Teenager nahegelegt wurde, stimmt auch heute noch: Rockkonzerte ohne Hörschutz, laute Diskotheken und stetiges iPod-Hören sind Gift für die Ohren.

(01) WECHSELDUSCHE

✚ Die Prozedur zwei- bis dreimal wiederholen und mit kaltem Wasser abschließen.

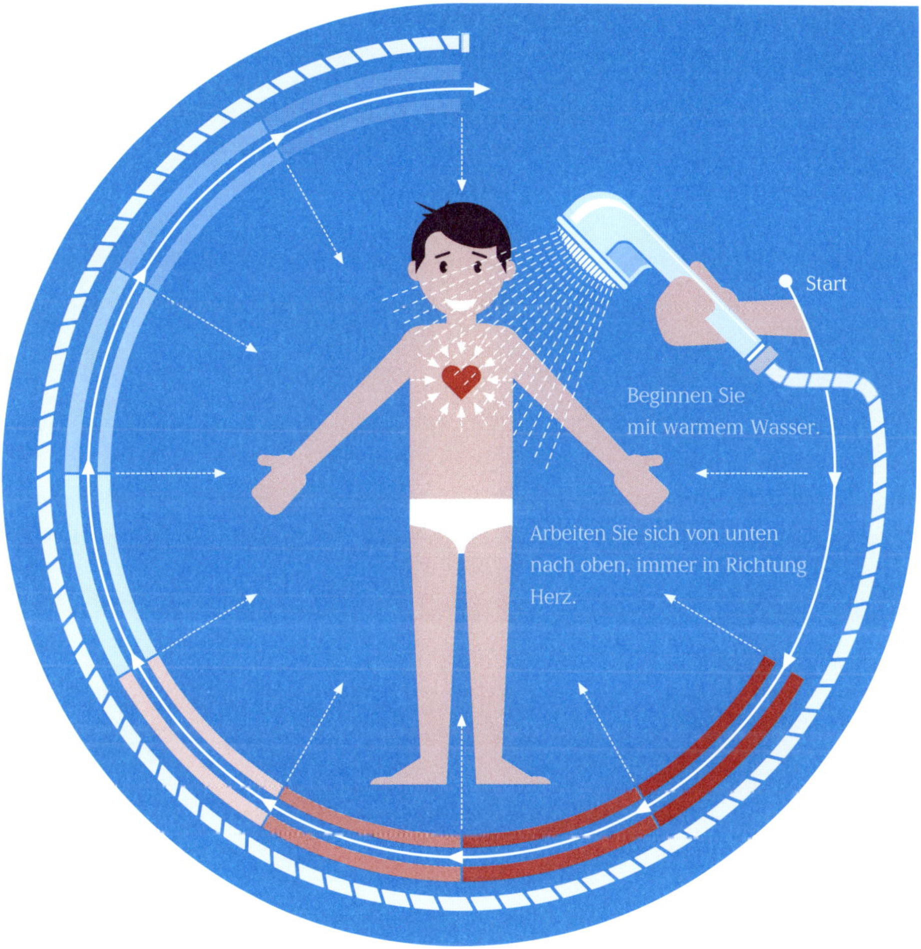

DER MUND

Besonders verbreitete Leiden in der Mundhöhle sind Aphten, Entzündungen der Mundschleimhaut oder des Zahnfleischs. Und wie bei vielen Leiden gilt auch hier:
Stecken die Beschwerden im Anfangsstadium, können Sie oft noch eingedämmt werden. Das gilt leider nicht für die unangenehmsten aller Beschwerden, die Zahnschmerzen. Ist der Zahn kariös, kuriert er sich leider nicht von selbst, sondern nur durch das flotte Zutun eines Zahnarztes.

MUNDGERUCH

Sprechstunde

Sie bemerken, dass Ihr Gegenüber ein parfümiertes Taschentuch vor die Nase drückt, wenn Sie zu einem längeren Monolog ausholen. Deuten Sie die Signale.
Über Mundgeruch spricht niemand gerne. Und am unangenehmsten ist es, selbst darauf aufmerksam gemacht zu werden. Also unternehmen Sie etwas. Die häufigste Ursache für Mundgeruch sind Speisereste im Mund, und mit einer ordentlichen Mundhygiene lassen sich die schlechten Botschaften aus der Mundhöhle oft schon minimieren.

Äußere Anwendung

Kauen Sie mehrmals täglich Kaugummi. Ohne Zucker, natürlich. Spülen Sie den Mund mit verdünntem Zitronensaft. Das hilft. Schauen Sie sich bei Ihren Küchenpflanzen um. Petersilie wirkt gegen Mundgeruch. Allerdings sollten Sie nach dem Verspeisen Ihres Balkonflors den prüfenden Blick in den Spiegel nicht vergessen. Denn Petersilienbüschel zwischen den Zähnen sehen nun mal nicht besonders attraktiv aus. Kauen Sie langsam Dill-, Fenchel- und Anissamen.

DER BESONDERE TIPP

In indischen Restaurants liegt eine ähnliche Mischung oft in einem Schälchen am Eingang respektive Ausgang bereit. Füllen Sie sich beim nächsten Besuch ein kleines Döschen davon ab.

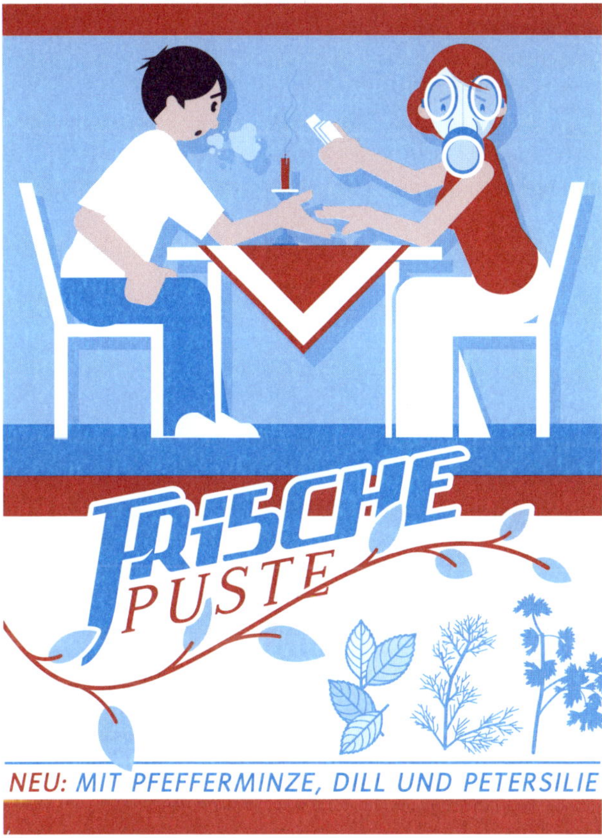

Prävention

Grundsätzlich ist vom Genuss von Lachs-Zwiebel-Brötchen und Ähnlichem während der Mittagspause abzuraten. Vor allem dann, wenn es keine Gelegenheit gibt, sich die Zähne zu putzen. Und jetzt wissen Sie auch schon, worauf es ankommt: Putzen Sie sich nach jeder Mahlzeit gründlich die Zähne. Ja, auch die Zwischenräume, und zwar mit Zahnseide!

WARNUNG

Mundgeruch kann auch ein Hinweis auf Krankheiten des Magen-Darm-Trakts sein.

APHTEN

Sprechstunde

Jeder Bissen Salat mit Essigsauce ist die Hölle. Das sonst so gern genossene Salzgebäck treibt Ihnen die Tränen in die Augen. Und alles bloß wegen einer kleinen Aphte, einem roten Flecken mit weißem Belag, der im Mundinnern herangewachsen ist. Aphten sind sehr schmerzhaft und treten oft als unangenehme Begleiter von Viruskrankheiten auf.

Äußere Anwendung

Lutschen Sie zur Schmerzlinderung einen Eiswürfel. Besonders wenn das Kauen Schwierigkeiten bereitet. Spülen Sie den Mund mit Kamillen- und Salbeitee. Nach der Abheilung sollte unbedingt die Immunkraft gestärkt werden. Da ist eine gesunde Ernährung mit viel Obst und Gemüse wichtig. Stärken Sie das Immunsystem eventuell zusätzlich mit Echinacea. Vollständigkeitshalber sei auch hier erwähnt: Aphten heilen bei stetigem Nikotingenuss sehr viel langsamer.

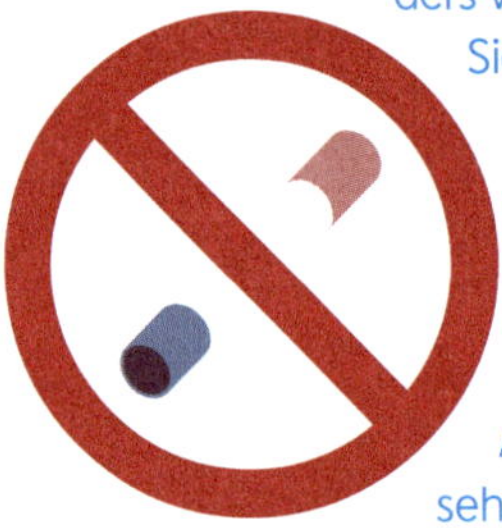

Innere Anwendung

Es wird Ihnen keine Mühe machen, auf das schmerzhafte Trinken von sauren Zitrusfruchtsäften oder Salatsaucen zu verzichten. Meiden Sie ebenso scharf gewürzte Speisen. Der brennende Schmerz, der nach dem Genuss von Chilischoten eintritt, wird diesen Ratschlag untermauern.

Für den Hypochonder

Einem mit aller Vorsicht beschlagenen Hypochonder braucht man wohl kaum darauf aufmerksam zu machen, dass Zahnbürste, Zahnseide, Zahnstocher und Kaugummis nicht getauscht werden sollten. Auch nicht als Liebesbeweis.

WARNUNG

Werden Sie die schmerzhaften Stellen im Mund partout nicht los, sollten Sie einen Naturheilmediziner aufsuchen. Denn auch für diese Art von Beschwerden hat die Homöopathie ein Globulus geschaffen.

ZAHNFLEISCHBLUTEN

Sprechstunde

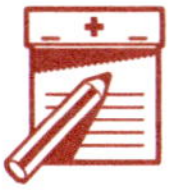

Kaum berührt die Zahnbürste das Zahnfleisch, verfärbt sie sich rot. Blutendes Zahnfleisch verweist auf eine Entzündung und kann durch Plaque-Bakterien verursacht werden.

Äußere Anwendung

Salbei- und Meersalzspülungen festigen das Zahnfleisch und lindern die Entzündung. Wenden Sie die Spülungen täglich einmal an. Auf eine große Tasse (01) (2 1/2 Deziliter) kommen 2 Teelöffel getrockneter Salbei (02) und ein 1/2 Teelöffel Meersalz (03). Heilend wirken auch Mundspülungen mit Salbei und Thymian. Betupfen Sie die entzündeten Stellen zusätzlich mit einem Sud aus Salbeiblättern.

(01)

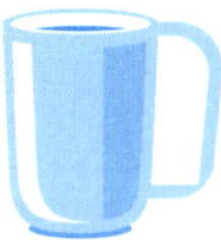

(02)

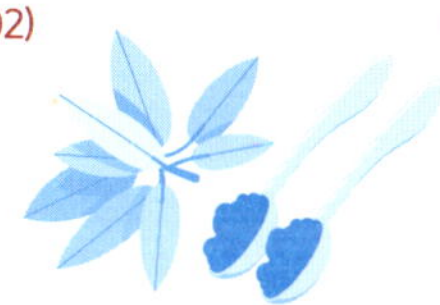

(03)

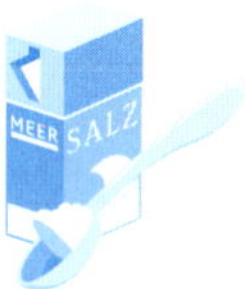

Innere Anwendung

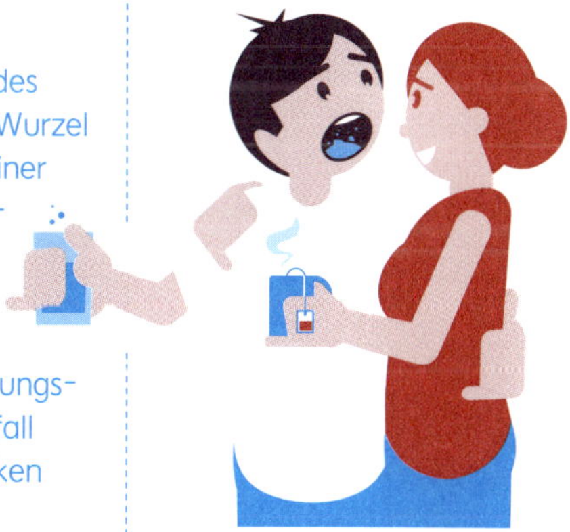

Ein Tee aus Nelkenwurz stärkt entzündetes und blutendes Zahnfleisch. Zwei gehäufte Teelöffel der getrockneten Wurzel mit einer Tasse siedendem Wasser übergießen. Nach einer Viertelstunde abseihen. Trinken Sie ungesüßten Heidelbeersaft aus dem Reformhaus. Meiden Sie heiße und saure Nahrung. Verzichten Sie auf Joghurt, da dieser Milchspeise an den betroffenen Stellen einen brennenden Schmerz verursachen kann. Säurehaltige Nahrungsmittel sind oft ein Auslöser für Mundgeschwüre. Bei Befall sollte auf Zitrusfrüchte, Tomaten, Ananas und Essiggurken verzichtet werden.

Prävention

Bei der Dentalhygiene handelt es sich nicht um eine Art unnötiger und kostspieliger Kür, sondern um eine Pflicht. Verschieben Sie den Termin nicht ins Unendliche, sondern vereinbaren Sie bei jedem Besuch gleich den nächsten. Leiden Sie öfter unter Mundgeschwüren, so kann es sich um eine Lebensmittelunverträglichkeit handeln. Merken Sie sich, was Sie zwei Tage vor dem Entstehen der Geschwüre gegessen haben. Vielleicht können Sie so die Auslöser bestimmen. Auch eine Antibiotika-Einnahme kann sich auf die Mundflora negativ auswirken. Selbst wenn das Antibiotikum indirekt, also durch Lebensmittel wie Fleisch, Milch oder Eier, eingenommen wurde.

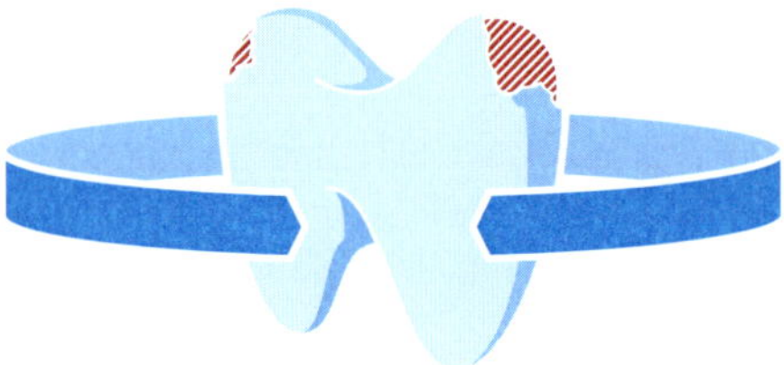

ZAHNSCHMERZEN

Sprechstunde

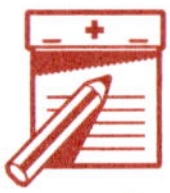

Theodor Fontane brachte es auf den Punkt: „Was macht man sich aus der Liebe der ganzen Menschheit, wenn man Zahnweh hat." Die Hauptursache von akutem Zahnschmerz ist Karies. Und leider gibt es in diesem Kapitel keine guten Nachrichten.
Wer an Zahnschmerzen leidet, kommt nicht um den Besuch beim Zahnarzt herum. Alles andere wäre gelogen und ein gemeiner Versuch, die Auflagezahl dieses Werkes ins Unermessliche zu steigern. Da aber Zähne die unangenehme Eigenschaft haben, an Feiertagen zu schmerzen, schadet es nicht, wenn man sich fürs Erste zu helfen weiß.

Äußere Anwendung

Schieben Sie eine getrocknete Gewürznelke neben den schmerzenden Zahn und beißen Sie die Zähne zusammen. Die Gewürznelke ist reich an ätherischen Ölen, die schmerzlindernd wirken. Sie können sich auch mit Nelkenöl helfen. Geben Sie einen Tropfen des Öls auf ein Wattestäbchen und betupfen Sie damit den schmerzenden Zahn. Nur den Zahn und nicht das Zahnfleisch. Wiederholen Sie die Behandlung nach Bedarf oder bis der Zahnarzt Ihren Notruf entgegennimmt. Manche Zahnärzte raten zu Spülungen mit kaltem Wasser, doch ein schmerzender Zahn hält das nur ungern aus.

Prävention

Wie schon die Eltern sungen … um Karies, die Hauptursache von schmerzenden Zähnen, zu vermeiden, hilft nur eine regelmäßige und gründliche Zahnpflege!

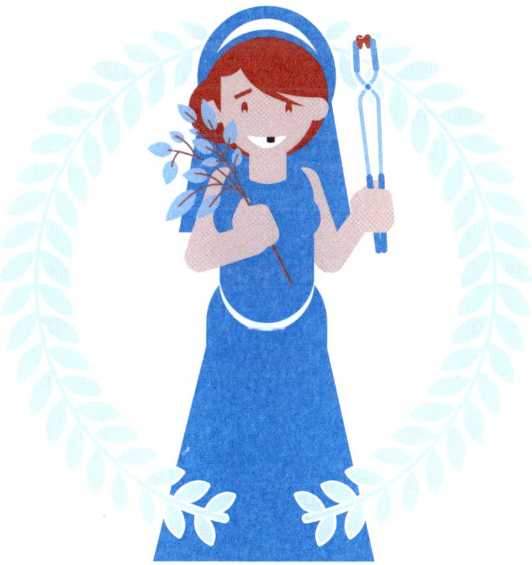

WARNUNG

Bei zunehmenden Beschwerden ist es in jedem Fall ratsam, sofort einen Notarzt aufzusuchen.

DER GUTE GEIST

Falls alles nichts fruchtet, rufen Sie die heilige Apollonia, die Schutzpatronin der Zahnärzte, um Linderung der Schmerzen an. Obwohl nie vollständig geklärt wurde, ob Apollonia allein für die Zahnärzte oder auch deren Opfer zuständig ist.

ERKÄLTUNG

Die Nase läuft, der Kopf ist wie in Watte gepackt, und Sie fühlen sich zwar schlapp, aber nicht schlapp genug, um gleich ins Bett zu fallen und sich von der Außenwelt abzumelden. Erkältungskrankheiten breiten sich vor allem in den Übergangszeiten aus, also zwischen Frühling und Sommer, Herbst und Winter. Doch da sich das Wetter seit einiger Zeit nicht mehr an die Vorgaben der Jahreszeiten hält, ist man eigentlich das ganze Jahr hindurch gefährdet. Erwischt es einen nicht, so ist das vorrangig einer guten Kondition zu verdanken. Immerhin sind weit über hundert verschiedene Viren unterwegs, die es auf unsere Schleimhäute abgesehen haben.

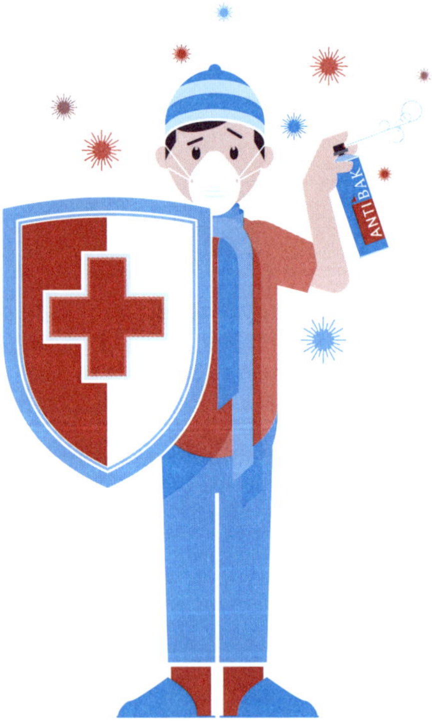

Für den Hypochonder

Für einmal haben Sie allen Grund, sich Sorgen zu machen. Erkältungen sind ansteckend, und zwar über die sogenannte „Tröpfcheninfektion". Treten Sie deshalb augenblicklich die Flucht an, sobald sich jemand anschickt zu niesen. Nehmen Sie keinen Handschlag von Menschen entgegen, die sich kurz vorher die Nase geschnäuzt haben. Halten Sie von einem erkälteten Mitmenschen mindestens einen Meter Abstand. Auch wenn das im Winter bedeuten kann, dass Sie im öffentlichen Verkehr bis zu dreimal hintereinander das Abteil wechseln müssen. Vom Küssen heißt es hingegen, es sei kein Ansteckungsgrund, sondern bringe Kreislauf und Immunsystem in Schwung. Allerdings gibt es für diese Theorie keine Gewähr.

SCHNUPFEN UND NEBENHÖHLENENTZÜNDUNG

Der akute Schnupfen wird in fast allen Fällen von Viren ausgelöst. Als typisches Symptom bringt er eine Entzündung der Nasenschleimhaut mit sich. Das ist zwar ärgerlich, aber nicht wirklich lebensbedrohend. Achten Sie trotzdem darauf, dass Ihnen im Restaurant niemand über den Salatteller niest. Denn auf der Basis eines Schnupfens können sich weitere, kompliziertere Erkältungskrankheiten wie Nasenhöhlenentzündung, Bronchitis oder eine Mittelohrentzündung entwickeln. Meiden Sie während der Schnupfen-Hochsaison sämtliche öffentliche Verkehrsmittel und gehen Sie zu Fuß. Sollte das nicht möglich sein, dann lesen Sie weiter.

VERSTOPFTE NASE

Sprechstunde

Die Nase ist verstopft und juckt, und vielleicht verspüren Sie auch schon einen stechenden Kopfschmerz. Die Schleimhäute sind ausgetrocknet und schwellen an. Damit die Schwellungen abklingen, muss die Schleimhaut befeuchtet, und damit keine Nebenhöhlenentzündung entsteht, sollte der Schleim abgeleitet werden. Denn was mit einem harmlosen Jucken in der Nase beginnt, endet oft mit einem Schnupfen, Husten oder einer Halsentzündung. Deshalb ist es auch nicht ratsam, Arzneien zu verwenden, die den Nasenfluss stoppen.

Äußere Anwendung

Streichen Sie mit leichtem Druck dort über die zwei Punkte der Nasenflügel, wo sie angewachsen sind. Wiederholen Sie die Nasenflügelmassage zwei- bis dreimal täglich. Außerdem fördern warme Eukalyptusöl-Umschläge den Schleimabfluss. Geben Sie ein paar Tropfen Eukalyptusöl in eine Schüssel mit heißem Wasser. Tauchen Sie einen Waschlappen oder ein Baumwolltuch in das Eukalyptuswasser und legen Sie es ca. 10 Minuten auf die Nebenhöhlen (die Nasennebenhöhlen sind die Hohlräume in den Gesichtsknochen, die auf beiden Seiten der Nase liegen und in die Nase münden). Die Behandlung kann mehrmals täglich wiederholt werden. Zweifelsohne fördert auch heißer Dampf die Durchblutung und befeuchtet die Schleimhäute der Atemwege. Sie brauchen eine Schüssel und ein großes Tuch. Geben Sie siedendes Wasser in die Schüssel, legen Sie das Tuch über den Kopf, so dass eine Art Zelt entsteht, und atmen Sie den Dampf ein. 1 Esslöffel Meersalz auf 1 Liter heißes Wasser löst die Verschleimung. Entzündungshemmend wirkt zudem eine Mischung aus Kamille und Thymian. Je 1 Esslöffel Tee auf 2 Liter kochendes Wasser, 10 Minuten ziehen lassen und anschließend abseihen. Vor dem Inhalieren den Aufguss nochmals erhitzen. Was Babys hilft, kann auch Ihnen nicht schaden. Geben Sie ein paar Tropfen physiologischer Kochsalzlösung in jedes Nasenloch. Danach kommt es garantiert zum Fluss. Kochsalzlösung können Sie fertig in der Apotheke kaufen.

WARNUNG

Achten Sie darauf, sich beim Dampfbad nicht zu verbrennen, Dampf ist bekanntlich ziemlich heiß! Für Kinder ist die Dampfinhalation nicht unbedingt ratsam.

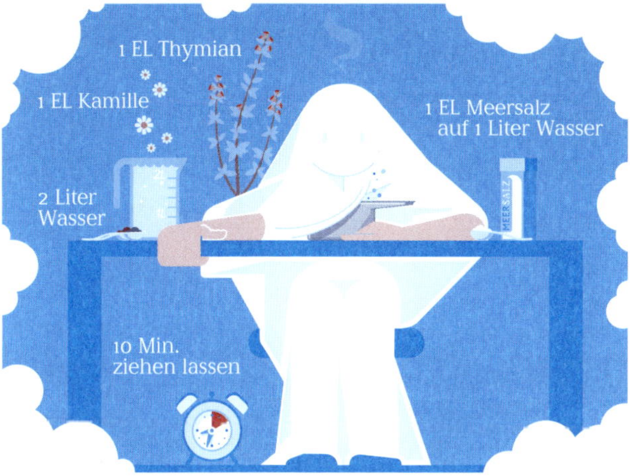

1 EL Thymian
1 EL Kamille
1 EL Meersalz auf 1 Liter Wasser
2 Liter Wasser
MEERSALZ
10 Min. ziehen lassen

Falls Sie zu den Hardlinern der natürlichen Anwendungen gehören, dürfen Sie die Lösung natürlich auch in der hauseigenen Hexenküche zubereiten: 1/2 Liter Wasser mit Koch- oder Meersalz aufkochen. Danach gut umrühren und abkühlen lassen. Jetzt können Sie die Lösung in eine große und eine kleine Flasche abfüllen. Die kleine Flasche sollte einen Tropfenzähler haben. Erneuern Sie den Inhalt der kleinen Flasche täglich. Die Lösung in der großen Flasche hält etwa 10 Tage, also bitte nicht im Weinkeller lagern. Nach dieser Zeit geht es Ihnen hoffentlich besser, ansonsten muss die gesamte Flüssigkeit ersetzt werden.
Anders geht's auch. Filetieren Sie eine Zwiebel und legen Sie das Gemüse auf ein Tellerchen neben Ihr Kopfkissen. Auch wenn der Duft etwas deftig ist, Zwiebeln wirken luftreinigend und desinfizierend. Auf jeden Fall sollten Sie dafür sorgen, dass Sie genügend Schlaf bekommen. Manchmal reicht das, um eine nahende Erkältung fernzuhalten.

SCHMERZENDE STIRNHÖHLEN

Sprechstunde

Sie leiden unter Kopfschmerzen, insbesondere wenn Sie, was die Beschwerden mit sich führen, den Kopf hängen lassen. Die Stirn schmerzt, wenn Sie sie mit den Fingerkuppen abklopfen, und zu allem Überfluss kann auch noch Fieber eintreten.

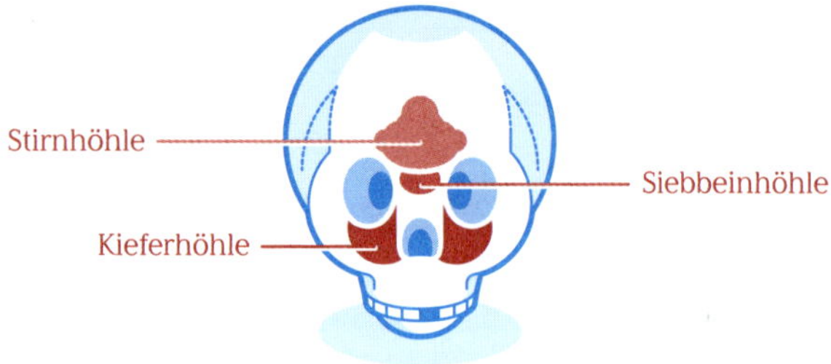

Äußere Anwendung

Kochen Sie 500 Gramm Leinsamen mit Wasser zu einem Brei und füllen Sie den Brei in einen Baumwollbeutel. Legen Sie den Beutel einige Minuten auf die schmerzenden Stellen. Die Anwendung mehrmals täglich wiederholen.

Innere Anwendung

Trinken Sie viel, mindestens 2 1/2 Liter pro Tag. Das verdünnt den Schleim und lässt ihn besser ablaufen. Ideal sind Pfefferminztee und Hühnerbrühe. Wohnen Sie allein, dürfen Sie die Brühe mit Knoblauch anreichern. Das hilft gegen die Infektion. Auch Fruchtsäfte sind erlaubt und gesund. Hingegen sollten Sie auf Milchdrinks verzichten.
Essen Sie frisch geriebenen Meerrettich. Meerrettich enthält viel Vitamin C, Folsäure, Eisen, Selen, Kupfer, Magnesium und Kalium. Außerdem wirkt Meerrettich antibakteriell.
Bestreichen Sie Ihr Frühstücksbrot mit Sanddorn-Konfitüre aus dem Reformhaus. Auch Sanddorn enthält viel Vitamin C, was die Abwehrkräfte stärkt.

WARNUNG

Der Naturarzt rät, bei empfindlichem Magen auf Minzen zu verzichten. Ebenfalls ist von einem Dauergebrauch abzusehen. Nehmen die Schmerzen nach ein paar Tagen nicht ab oder tritt Fieber ein, sollten Sie einen Arzt aufsuchen.

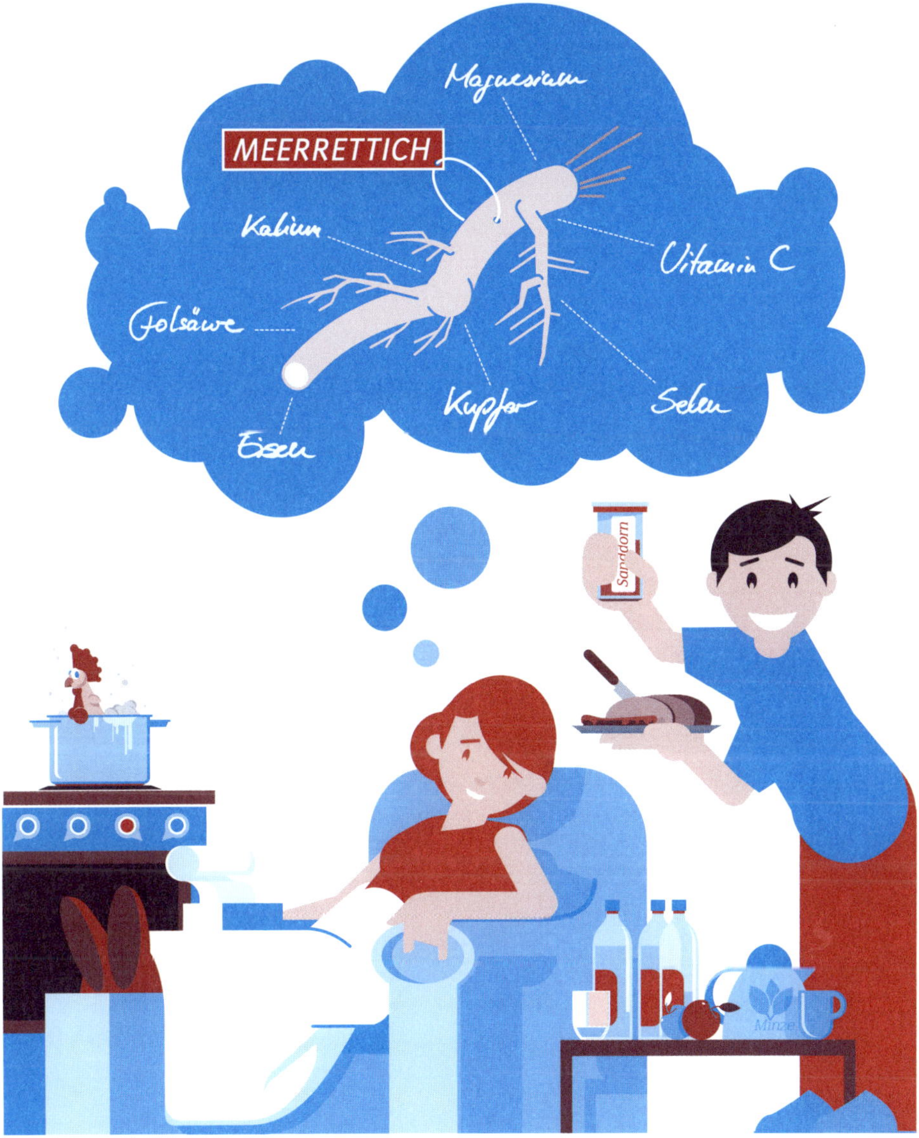
MEERRETTICH
Magnesium
Kalium
Vitamin C
Folsäure
Kupfer
Selen
Eisen
Sanddorn
Minze

HALS UND RACHEN

Halsschmerzen beginnen meist mit einem leichten Kratzen in der Kehle. Der Hals schmerzt ein bisschen und der phonetische Ausdruck verliert an Melodie. Kommen noch Schluckbeschwerden und vermehrte Schleimbildung dazu, lässt die Erkältung nicht mehr lange auf sich warten.

HEISERKEIT

Sprechstunde

Sie krächzen wie ein Rabe? Oder die Stimme bleibt gleich ganz weg? Heiserkeit ist in den meisten Fällen die Folge einer Erkältung und tritt gemeinsam mit Husten und Halsschmerzen in Erscheinung.

Äußere Anwendung

Brust und Rücken mit einer Spitzwegerichsalbe einreiben. Erhältlich in der Naturapotheke.Oder Inhalieren mit Kamillentee: Kamillentee in eine Schüssel geben und mit heißem Wasser übergießen. Anschließend den Dampf einatmen. Achten Sie darauf, dass Sie die Nase nicht zu tief in die Schüssel stecken. Sonst könnte es leicht zu Verbrennungen kommen. (Nicht für Kinder geeignet!) Wer mag, kann auch die Zwiebelwickel versuchen: Hacken Sie 1 bis 2 Zwiebeln in kleine Stücke. Anschließend die Zwiebeln auf ein Tuch legen und zubinden. Den Zwiebelbeutel erwärmen und auf die Brust legen. Die Zwiebeln erwärmt man z. B., indem man sie auf einen umgekehrten Pfannendeckel über kochendes Wasser legt. Etwas geruchsfreundlicher sind Zitronenwickel (01) – Zitronensaft ist nicht nur als heißes Getränk hilfreich. Heißer Zitronensaft in einem Wickel um die Brust gelegt, hilft gegen Bronchitis: Möglichst eine unbehandelte Zitrone in eine Schüssel heißes Wasser auspressen. Danach ein Tuch in das heiße Zitronenwasser tauchen und dem Leidenden um den Brustkorb wickeln.

Innere Anwendung

Fürs Erste hilft schon mal heißer Tee mit Honig. Gurgeln Sie mehrmals täglich mit Salbeitee und lutschen Sie Salbeipastillen. Gurgeln Sie mit lauwarmem Wasser und Teebaumöl. Auf einen Viertelliter kommen 10 Tropfen.

Prävention

Heiserkeit kann eine Folge zu lauten Redens sein. Mäßigen Sie Ihren stimmlichen Ausdruck. Hören Sie um Himmels willen auf zu rauchen und meiden Sie verrauchte Räume. Achten Sie darauf, dass die Räume, in denen Sie sich aufhalten, im Winter genügend befeuchtet sind.

(01) ZITRONENWICKEL

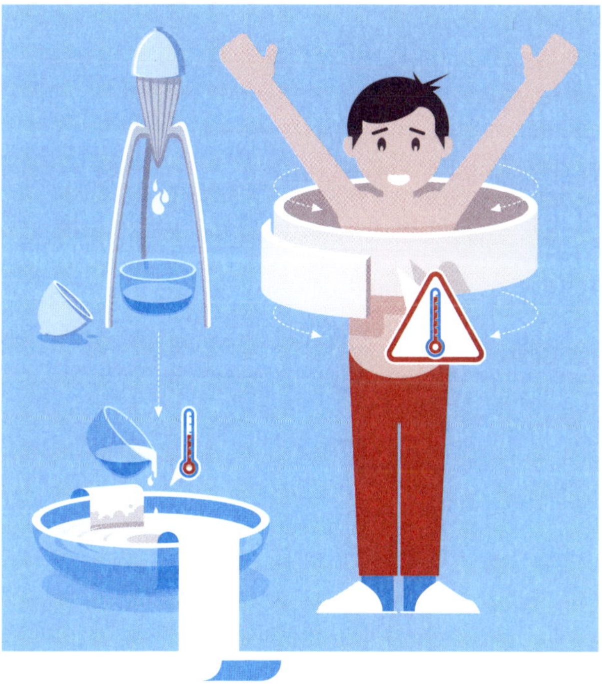

WARNUNG

Prüfen Sie zuerst mit einem kleinen Zipfel des Zitronentuchs, ob der Patient die Hitze erträgt. Falls er schreit, mit der Behandlung warten, bis das Tuch nicht mehr ganz so heiß ist. Husten, Auswurf, Fieber und Brustschmerzen gehören auch zu den Symptomen einer Lungenentzündung oder einer schweren Bronchitis. Lassen die Beschwerden nicht nach, sollten Sie umgehend einen Arzt aufsuchen.

HALSSCHMERZEN UND MANDELENTZÜNDUNG

Sprechstunde

Der Hals schmerzt und brennt und kratzt. Sie haben Schluckbeschwerden und vielleicht auch Fieber. Halsschmerzen sind meist Symptom einer Erkältungskrankheit. Durch die Krankheitskeime entzündet sich die Schleimhaut im Hals. Je nachdem, wo der Schmerz und die Entzündung angesiedelt sind, unterscheidet man zwischen einer Rachen-, Kehlkopf- oder Mandelentzündung. Mandelentzündungen erkennt man daran, dass die Mandeln an Größe und Farbe gewinnen. Das heißt, sie sind meist geschwollen und röter als sonst. Bei bakteriellen Entzündungen können sie auch vereitert sein.
Zur ersten, rudimentären Diagnose reicht es, wenn der Patient den Mund so weit wie möglich aufreißt und zugleich laut „A" sagt. Der Kennerblick in den Rachen zeigt, ob die Mandeln groß und rot oder gar vereitert, also mit einem gelblich weißen Belag versehen sind.

WARNUNG
Sind die Mandeln vereitert, sollten Sie umgehend einen Arzt aufsuchen. Und selbstverständlich auch dann, wenn die Schluckbeschwerden nicht nachlassen.

Für den Hypochonder

Die ersten Anzeichen von Schluckweh müssen nicht zwingend mit einer antibiotischen Therapie behandelt werden. Also und vor allem: Finger weg von alten Antibiotika-Vorräten! Der Arzt Ihres Vertrauens wird sicher gerne klären, ob es sich um einen bakteriellen Infekt handelt, und Sie dementsprechend therapieren.

GESUND UND SCHÖN
Vom Salbeisaft wird überliefert, er färbe die Haare schwarz, wenn man sein Haar damit nur oft genug und unter der warmen Sonne einstreiche. Und Vitamin C sorgt außerdem für schöne und straffe Haut.

Äußere Anwendung

Auch hier gilt: mit Salbei oder verdünnter Kamillenlösung gurgeln. Quarkwickel helfen bei Schluck- und Halsschmerz: kalten Magerquark etwa 1 1/2 Zentimeter dick auf dünnen Stoff, ein Taschentuch oder Haushaltspapier streichen (01) und in ein Baumwolltuch einschlagen. Die Quarkauflage muss den Hals bedecken und von Ohr zu Ohr reichen.

(01) QUARKWICKEL

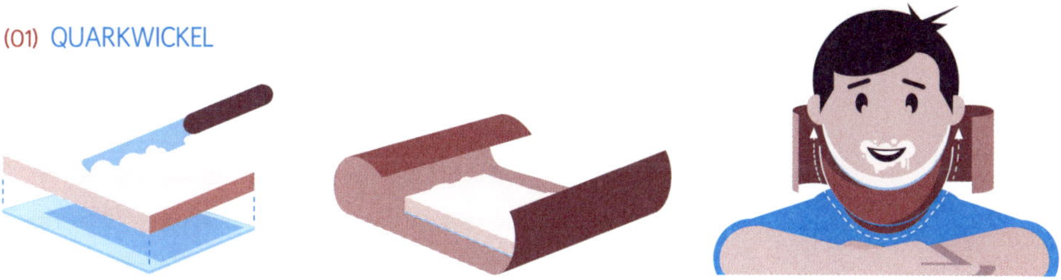

Innere Anwendung

Bei starken Schluckbeschwerden vorübergehend sämtliche Nahrung püriert einnehmen. Naturmediziner raten von Milch und Milchgetränken ab, da diese verschleimen. Übrigens: Johannisbeersaft mit Zitrone und Honig schmeckt ausgezeichnet und hilft ebenfalls gegen Halsschmerzen. Nehmen Sie viel Vitamin C zur Stärkung der Abwehrkräfte zu sich. Besonders Vitamin-C-haltig sind Hagebutten, Schwarze Johannisbeeren, Petersilie, Erdbeeren, Zitronen und Orangen.

KEHLKOPFENTZÜNDUNG

Sprechstunde

Sie spüren ein brennendes Kitzeln im Hals, leiden unter Halsschmerzen und Heiserkeit. Dazu kommen Schmerzen beim Sprechen und Schlucken. Kehlkopfentzündungen sind meist virusbedingt, können aber auch durch eine Überbeanspruchung der Stimme ausgelöst werden.

Äußere Anwendung

Hören Sie auf zu sprechen! Einzige erlaubte Ausnahme: das Gespräch mit dem HNO-Spezialisten. Trinken Sie Eibischtee: 1 gehäufter Esslöffel Eibischwurzeln aus der Apotheke wird mit 1 Tasse Wasser übergossen und eine 1/2 Stunde stehen gelassen. Danach abseihen und leicht erwärmen. Mit Honig süßen. Zum Gurgeln nicht süßen.

WARNUNG

Da es bei Kehlkopfentzündung zu einer Erstickungsgefahr kommen kann, sollten Sie bei Verdacht möglichst bald einen Arzt aufsuchen.

TROSTPFLASTER

Manche Ärzte verschreiben bei langwierigen Kehlkopfentzündungen einen dreiwöchigen Kururlaub am Atlantik.

HUSTEN

Auch Husten entsteht oft in Zusammenarbeit mit Erkältungsviren. Die Viren dringen in die Bronchien ein und greifen die Schleimhaut an. Der Schleim löst an selbiger Stelle eine Entzündung aus. Was zur Folge hat, dass noch mehr Schleim produziert wird. Das wiederum mögen die Flimmerhärchen nicht. Denn jetzt sind sie blockiert, und die Reinigung der Bronchien ist lahmgelegt. Der Schleim staut sich in den Atemwegen und reizt dort die Nervenenden. Es kommt zum eigentlichen Hustenreiz und den bellenden Lauten, denn der Körper möchte den Schleim so schnell als möglich wieder loswerden.

Sprechstunde

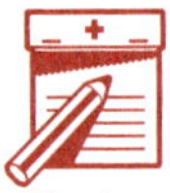

Sie leiden an einem trockenen, schmerzhaften Husten mit wenig Auswurf? Die Folge davon ist meist stärkerer Husten mit viel Auswurf. Beim Husten geht es gar nicht so sehr darum, dass der Husten gestillt wird, auch wenn das Ihrer Mitmenschen größter Wunsch wäre. Vor allem sollen der hässliche Schleim und Auswurf bekämpft werden.

Für den Hypochonder

Halten Sie Ihre Mitmenschen unentwegt dazu an, sich die Hand vor den Mund zu halten. Ansonsten kann für nichts garantiert werden. (Genau, wegen der Tröpfcheninfektion.) Ein leichtes Räuspern bedeutet jedoch noch nicht, dass jemand an offener Tuberkulose leidet. Das gilt auch für Sie. Geben Sie darum den untenstehenden Therapiemöglichkeiten eine Chance, bevor Sie sich in Davos zur Kur melden.

Äußere Anwendung

Brust mit Sesamöl massieren. Das wirkt nicht nur schleimlösend, sondern macht auch das Brusthaar (01) geschmeidig. In der Apotheke und Drogerie gibt es eine große Auswahl natürlicher Salben zum Einreiben.

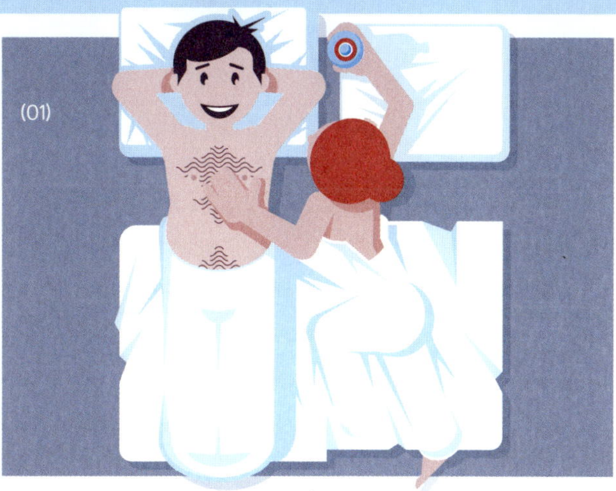

Innere Anwendung

Natürliche Hustensäfte gibt es viele, und man ist versucht zu sagen, einer schmecke scheußlicher als der andere. Selbst die Chemie kann nichts Schmackhaftes dagegenhalten, bietet also diesbezüglich auch keine Alternative. Der natürlichen Hustenbekämpfung ist in jedem Fall der Vorzug zu geben! Gourmets, deren Geschmacksnerven noch nicht durch Erkältungsbeschwerden in Mitleidenschaft gezogen wurden, sei nachfolgende Top Ten der leckersten Hustensäfte dienlich. Ob sich der gute Geschmack nun positiv auf die Heilkräfte auswirkt, muss jeder selbst beurteilen.

RAUCHERHUSTEN

Sprechstunde

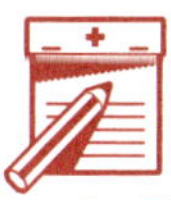

Rauchen zerstört die Flimmerhärchen, die dazu da sind, störenden Staub, Fremdkörper und Sekrete von der Luftröhre und den Bronchien nach außen zu befördern. Ist die Schleimhaut durch das Rauchen kahl geworden, erfolgt die Reinigung durch Hustenstöße. Der Raucherhusten lässt deshalb auf massive Funktionsstörungen des Bronchialsystems schließen. Wie ihm beizukommen ist, liegt auf der Hand.

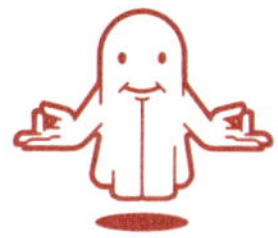

DER GUTE GEIST

Huffing: Eine Schleimentfernung kann auch durch Yoga-Atmung positiv beeinflusst werden. Stellen Sie sich vor, Sie würden ganz rasch hintereinander einen Spiegel anhauchen. Durch die Bauchpresse werden die Bronchien geöffnet und die Schleimentfernung verbessert.

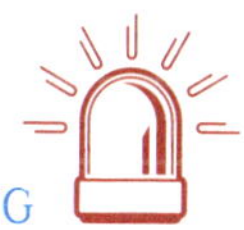

WARNUNG

Beachten Sie die Farbe des Auswurfs: Ist er stark gelb oder grün oder gar blutig, ist es ratsam, einen Arzt aufzusuchen.

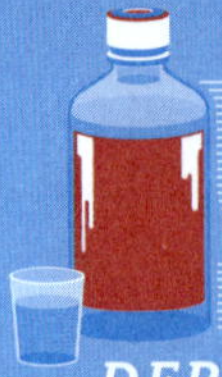

Top 10
DER LECKERSTEN HUSTENSÄFTE

1. Warmer Holundersirup
Holundersirup hilft gegen Husten und sämtliche Begleiterscheinungen wie z. B. fiebrige Erkältungen. Zweimal täglich 1 Esslöffel auf eine Tasse heißes Wasser. Und falls der Husten nicht weggeht, liegt es daran, dass der Saft so gut schmeckt.

2. Bibernell-Honig mit warmer Milch
Bibernell-Honig ist in der Naturapotheke erhältlich und besteht eigentlich aus reinem Blütenhonig mit Bibernell-Extrakt.
Wirkt insbesondere bei Bronchialkatarrh. Abends 1 Esslöffel in ein Glas warmer Milch geben und dann ab unter die Decke.

3. Selbst zusammengestellter Kräutertee mit Heilkräutern aus der Apotheke
Gar nicht mal so übel: Wollblume, Spitzwegerich und Salbei.
Je ein Drittel. Den Aufguss mit Zitronensaft und Honig trinken.

4. Thymian-Tee mit Thymian-Honig
Wer Kräuter der Provence mag, wird von diesem Hustentee begeistert sein: Auf eine große Tasse kommen 2 Esslöffel Thymian. Nach Belieben mit Honig süßen.

5. Saft aus geriebener Ingwerwurzel mit Zitrone und Honig
Für manche Menschen etwas scharf: Ein Stück Ingwerwurzel schälen und zerreiben. Mit heißem Wasser übergießen und ziehen lassen. Je nach Lust und Laune mit Zitrone und Honig aufpeppen.

6. Schwarzer Rettich mit Kandiszucker

Schmeckt vor allem süß! Der Rettichgeschmack fällt nicht negativ ins Gewicht. Den schwarzen Winterrettich aushöhlen und mit Kandiszucker füllen. Einen Tag ziehen lassen und anschließend den Saft löffelweise einnehmen.

7. Zwiebel-Hustensaft mit Zucker

Etwas gewöhnungsbedürftig, aber dank Zuckerzusatz doch genießbar: Zwiebeln auskochen und den Saft mit braunem Zucker anreichern. Kandiszucker geht auch.

8. Warmes Bier mit Honig

Es muss die Angst vor diesem scheußlichen Getränk sein, die den Hustenreiz mildert: 1/2 Liter Bier erhitzen und mit 5 Löffeln Honig verrühren. Na dann Prost. (Nichts für Kinder!)

9. Isländisch-Moos-Tee

Isländisch Moos ist pur sehr bitter und fast ungenießbar. Muss mit anderen Tees gemischt werden.

10. Knoblauchsirup

Vier- bis fünfmal täglich einen Esslöffel hilft gegen Husten und Katarrh. Parallel zur Anwendung den Eintrag zu Mundgeruch konsultieren.

GRIPPE

Genau wie die Erkältung ist die Grippe eine Viruserkrankung. Ähnlich einem Schnupfen verbreitet sie sich durch die kleinste Tröpfcheninfektion flächendeckend und grenzüberschreitend. Nicht nötig zu erwähnen, dass eine Grippe alles andere als angenehm ist. Einziger Vorteil: Sie kann jeden treffen, man ist mit seinen Beschwerden selten allein.

Sprechstunde

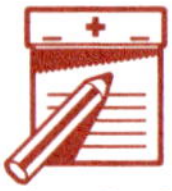

Sie leiden unter einer Erkältung, Husten und Halsschmerzen. Hinzu kommen Gliederschmerzen und Fieber. Die unangenehme Steigerung einer Erkältung ist die Grippe – die Königin aller Erkältungskrankheiten. Hatten Sie bei einzelnen Beschwerden noch Zweifel, ob Bettruhe angebracht ist, so wünschen Sie sich jetzt sehnlichst unter die Decke.

Innere Anwendung

Zwei roh gegessene Knoblauchzehen pro Tag wirken Wunder. Auch Tee aus getrockneten Holunderblüten hilft, um fiebrigen Erkältungskrankheiten beizukommen und wurde zudem schon vom Vater aller Heilanwendungen, Sebastian Kneipp, wärmstens empfohlen.

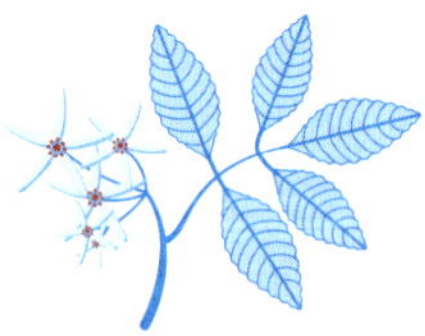
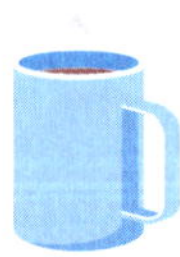
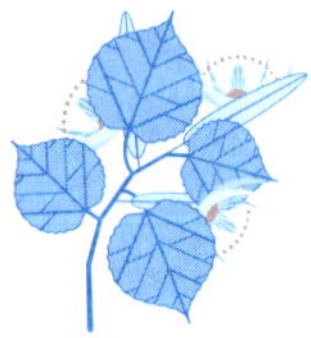

Pro Tasse 2 Teelöffel Holunderblüten aufkochen und nach dem Sieden abseihen. Auch der gute alte Lindenblütentee tut das Seine und bringt den fiebrigen Patienten zum Schwitzen. Heißes Ingwerwasser mit Zitrone und Honig bringt wohlige Wärme in den fröstelnden Körper: Nach Möglichkeit eine frische Ingwerwurzel aufschneiden und mit heißem Wasser übergießen. Ein paar Minuten ziehen lassen, mit Honig süßen und Zitrone beigeben.

DER BESONDERE TIPP

In manchen asiatischen Läden gibt es spezielle Ingwerreiben zu kaufen. Und da Ingwerwasser auch dann schmeckt, wenn man nicht an einem Infekt leidet, könnte sich diese Investition lohnen.

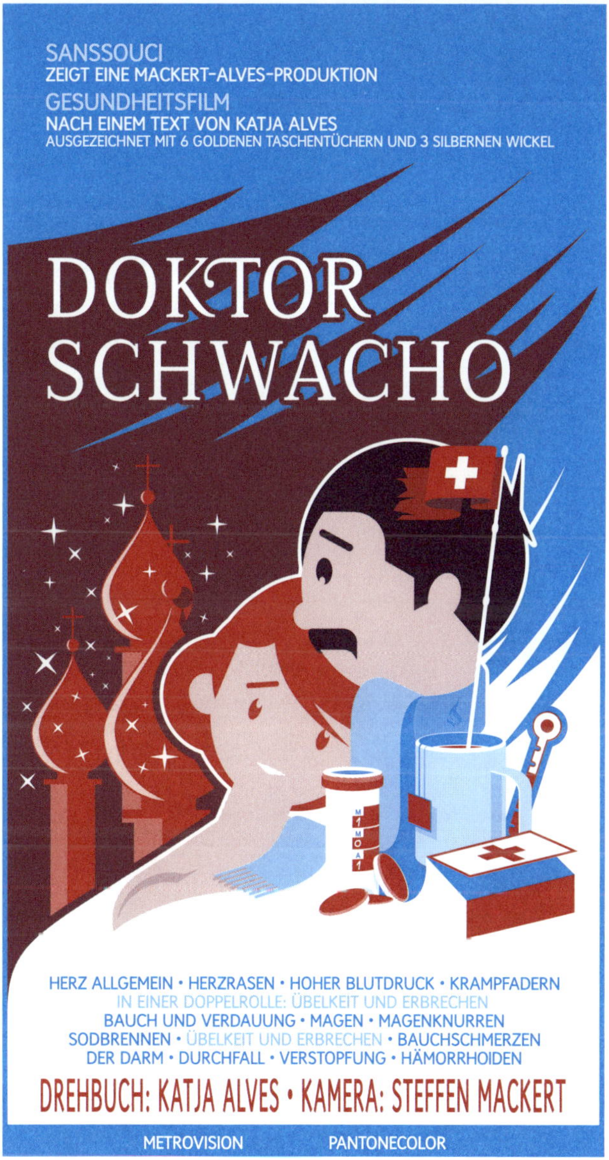

TROSTPFLASTER

Schon Doktor Schiwago gelesen? Endlich haben Sie Zeit, sich all die Schmöker zu Gemüte zu führen. Bei drohendem Kopfschmerz sind Hörbücher oder Bildbände zu empfehlen.
Von der Lektüre des Pschyrembels wird dringend abgeraten.

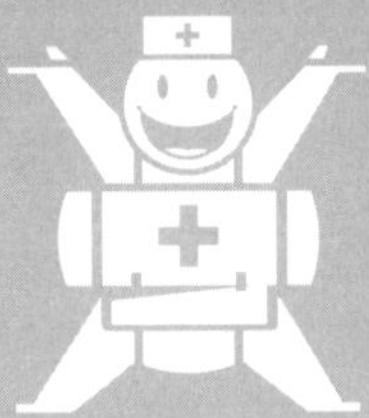

Gesund unterwegs

Nichts ist ärgerlicher, als im Urlaub krank daniederzuliegen und vom Bett aus die Zimmerfliegen zu beobachten. Hätte man sich nur nicht damit gebrüstet, dass einem Kranwasser, Garküchen und Überseeflüge nichts anhaben können. Jetzt ist es zu spät! Im Magen-Darm-Trakt ist die Hölle los, der Fuß schmerzt von einem Seeigelstich, dazu kommt ein ausgewachsener Jetlag, der einem die letzten Kräfte raubt. Bevor Sie sich das nächste Mal in die weite Welt hinauswagen, sollten Sie sich folgende Ratschläge zur Behandlung der populärsten Reisekrankheiten zu Herzen nehmen.

JETLAG

Sie sind müde, wenn andere wach sind, und Sie möchten gerne schlafen gehen, wenn die lokale Bevölkerung zum Mittagessen schreitet. Der Körper ist komplett durcheinander, und Sie dösen ihm hinterher. Zu behaupten, man leide unter Jetlag, tönt zwar sehr schick, aber die Beschwerden sind anstrengend. Ein Jetlag löst nebst Schlafproblemen und Übermüdung auch Reizbarkeit aus. Denn nach einem Flug durch mehrere Zeitzonen müssen sich der Körper und seine biologische Uhr erst an den neuen Rhythmus gewöhnen.

FÜR DEN HYPOCHONDER

Einen Jetlag kann nur für sich in Anspruch nehmen, wer tatsächlich einen Langstreckenflug absolviert hat. Gilt nicht für Flüge von München nach Frankfurt oder von Zürich nach Genf.

ÄUSSERE ANWENDUNG

Passen Sie sich der lokalen Ortszeit an. Kommen Sie am Nachmittag an, sollten Sie sich auf keinen Fall schlafen legen. Warten Sie, bis es Abend ist, und essen Sie dann eine Kleinigkeit. Erst danach darf mit dem Kissen geplaudert werden. Machen Sie einen halb- bis einstündigen Spaziergang an der frischen Luft. Das hilft dem Körper, den Reisestress zu bewältigen. Ein warmes Bad mit ein paar Tropfen Lavendelöl hilft, den Reisestress abzubauen.

INNERE ANWENDUNG

Achten Sie darauf, dass Sie am Zielort die ersten zwei Tage leichte Mahlzeiten zu sich nehmen.

PRÄVENTION

Trinken Sie vor dem Flug viel Wasser. Erstens, weil man Ihnen höchstwahrscheinlich bei der Sicherheitskontrolle Ihre persönliche Wasserflasche entwenden wird, und zweitens, weil es im Flugzeug sehr trocken ist. Verzichten Sie während, vor und nach dem Flug auf Kaffeegenuss im Zehnminutentakt. Kaffee macht Sie nicht wacher, sondern nervös. Alkohol im Flugzeug ist auch keine besonders gute Idee. Auch nicht, wenn er kostenlos verabreicht wird.

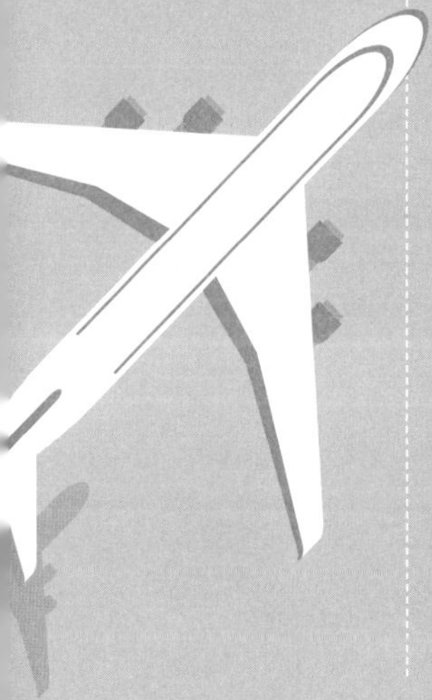

REISEÜBELKEIT

Es ist Ihnen sterbensübel, und Sie gucken im Minutentakt durch die große, runde Brille oder krümmen sich würgend über irgendein verlassenes Gebüsch. Sie wissen genau: Das einzig Feste, das jetzt noch rückwärts durch die Speiseröhre kommen könnte, ist Ihr Magen selbst. Eine Kreuzfahrt zu buchen, um dann die Reise über zwischen Kajüte und Bad zu pendeln, ist nicht lustig. Und bei einer Busreise über die Alpen immer die Tüte griffbereit zu halten, auch nicht. Manchen Menschen wird schon beim bloßen Gedanken an eine bevorstehende Reise übel. Es gibt jedoch ein paar einfache Tricks, um dem Kitzeln im Magen entgegenzuwirken.

FÜR DEN HYPOCHONDER

Auch wenn es Ihnen schwerfällt: Meiden Sie Gespräche über Übelkeit. Sie riskieren damit, dass nicht nur Ihnen, sondern auch Ihrem Gesprächspartner übel wird.

ÄUSSERE ANWENDUNG

Warum werden Autofahrer selbst nie reisekrank? Ganz klar, weil sie die Straße beobachten und dadurch abgelenkt sind. Setzen Sie sich neben den Fahrer und beobachten Sie, was draußen vor sich geht. Bestehen Sie auf häufige Pausen an der frischen Luft. Im Flugzeug hingegen sollten Sie keinesfalls aus dem Fenster sehen. Reservieren Sie den Platz am Gang. Machen Sie kleine Spaziergänge von der Toilette zum Cockpit und wieder zurück. Lassen Sie dabei alles Handgepäck an Ihrem Platz, sonst verunsichern Sie das Flugpersonal.
Befinden Sie sich auf einem Schiff, gehen Sie immer an Deck. Manchen Seekranken hilft es, wenn sie sich den Bootsbewegungen anpassen.
Grundkenntnisse im Bauchtanz garantieren die nötige Beweglichkeit. Ist Ihnen sehr übel, so sollten Sie sich dort auf den Boden legen, wo die Schiffsbewegungen wenig zu spüren sind.

INNERE ANWENDUNG

Eisbein mit Sauerkraut ist definitiv nicht das adäquate Gericht, um sich auf eine Reise vorzubereiten. Leichte Mahlzeiten wie Zwieback und Salzstangen sind passender. Halten Sie Ihren Magen immer ein wenig beschäftigt. Auch Ingwertabletten helfen gegen Übelkeit. Die Tabletten oder Kapseln möglichst vor Reiseantritt einnehmen.

DURCHFALL

Sie spüren ein Grummeln im Bauch, und die Gedärme haben auf Durchzug geschaltet.
Das Verlassen des Hotelzimmers ist zu riskant, und Ihre größte Sorge lautet: Was ist, wenn alles Toilettenpapier aufgebraucht ist? Zu den verbreitetsten Übeln gehört der Reisedurchfall. Allerdings ließen sich die zwanghaften Toilettensitzungen in fremden Landen oft vermeiden, würde man ein paar wenige Vorsichtsmaßnahmen einhalten.

PRÄVENTION

Cook it, boil it, peel it or forget it, so das neue, natürlich englische Mantra für die Reise. Das heißt: Ungekochte Lebensmittel meiden. Obst schälen, Gemüse nur gegart essen, ja, auch den Kopfsalat. Kein Leitungswasser, keine Eiswürfel, keine Eiscreme. Nur Wasser aus der Flasche trinken. Vorzugsweise mit Kohlensäure. Vertrauen ist gut, den Kellner beim Öffnen der Flasche beobachten besser. Nur so ist man sich sicher, dass das Wasser nicht heimlich nachgefüllt wurde. Meiden Sie Lebensmittel, die von Heerscharen von Fliegen besucht werden. Fliegen übertragen häufig Krankheitserreger.

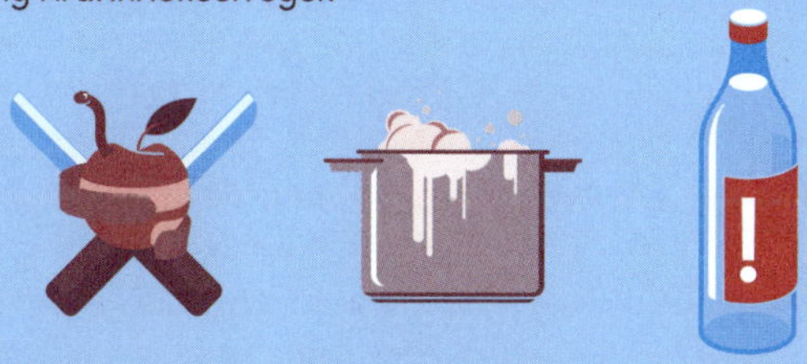

INNERE ANWENDUNG

Wenn es zu spät ist: Zerdrückte, reife Bananen essen. Mischen Sie das Fruchtfleisch mit Mineralwasser. Die in vielen südlichen Ländern erhältlichen Mispeln stopfen bei Durchfall ebenfalls und heilen die entzündete Darmschleimhaut. Lösen Sie vor dem Genuss die Haut vom Fruchtfleisch. Bei Durchfall ist es lebenswichtig, viel zu trinken. Wird zu wenig getrunken, kommt es zu einer Dehydrierung, zu einer Entwässerung. Besonders groß ist die Gefahr bei älteren Menschen und Babys. Zur Rehydrierung: Tee, Cola oder Reiswasser trinken. Verzichten Sie auf Milchprodukte und Fruchtsäfte, die den Darm zusätzlich reizen könnten.

WARNUNG

Wird der Durchfall von Fieber begleitet, oder entdecken Sie Blut im Stuhl, sollte umgehend ein Arzt aufgesucht werden.

NACHBEHANDLUNG

Nach überstandenem Durchfall die Darmflora mit gesäuerten Milchprodukten wieder aufbauen: Zu empfehlen sind Buttermilch, Dickmilch, Kefir oder ungesüßter Joghurt, den man so ziemlich überall erwerben kann.

SALMONELLEN

Es ist Ihnen sterbensübel, der Bauch zieht sich krampfartig zusammen. Sie leiden unter Durchfall im Viertelstundentakt und erinnern sich mit Abscheu an das Tiramisu, das auf dem Buffet in der Sonne stand. Eine ärztliche Untersuchung Ihres Stuhls würde Ihre Vermutung nur bestätigen. Sie leiden ziemlich sicher an einer Salmonellenvergiftung. In der Hitze des Hochsommers ist die Gefahr, mit den grausigen Bakterien Bekanntschaft zu machen, besonders groß.

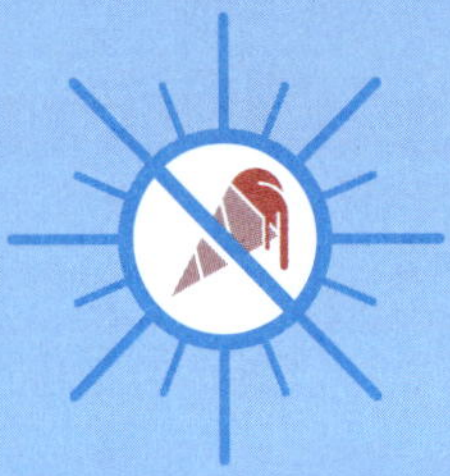

PRÄVENTION

Essen Sie kein Softeis und kein Eis, das offen verkauft wird, auch nicht in einer Fastfoodkette. Verzichten Sie auf Süßspeisen, die mit rohen Eiern gemacht werden. Also kein Tiramisu, kein Pudding und keine Cremes. Achten Sie darauf, dass das Fleisch stets gut durchgebraten ist. Keine rosa Hackfleischbällchen und auch keine roten Hühnerfleischspieße!

VERSTOPFUNG

Wenn nichts mehr geht und Ihr Darm Urlaub macht, sollten Sie ihn nach ein paar Tagen zur Arbeit animieren.

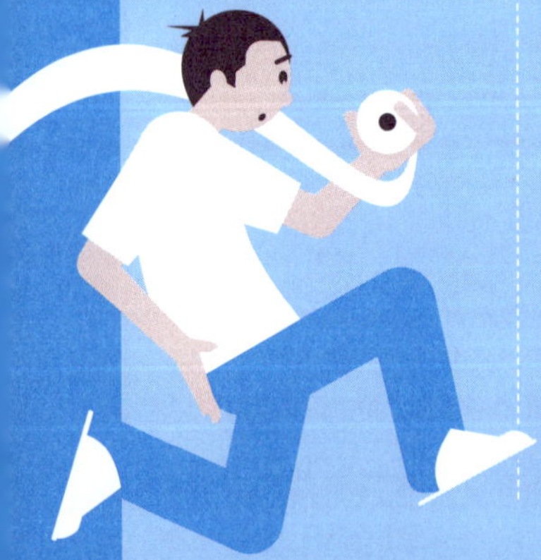

ÄUSSERE ANWENDUNG

Viel Bewegung bringt auch den Darm in Schwung.

INNERE ANWENDUNG

Ein warmes Glas Wasser mit Zitronensaft auf nüchternen Magen tut das Seine. Nehmen Sie vorsorglich eine Packung Dörrpflaumen mit auf Reisen, und trinken Sie genügend Mineralwasser.

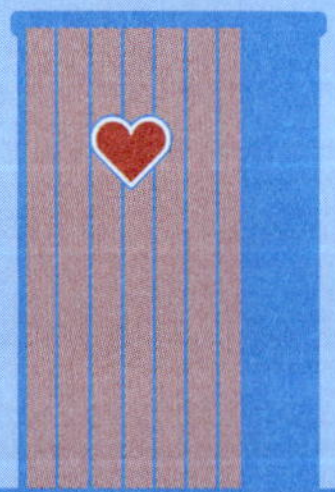

QUALLENBISS

Es brennt, es juckt, es schmerzt, die Haut wird rot, und es bilden sich kleine Blasen. Sie baden im Meer, und plötzlich werden Sie von den zarten Fäden einer Qualle gestreift. Was auf Englisch so romantisch „Jellyfish kiss" heißt, hat mit Küssen wenig zu tun. Der Kontakt mit den schlabberigen Meerestieren löst ähnliche Beschwerden wie eine Verbrennung aus.

ÄUSSERE ANWENDUNG

Eilen Sie zum nächsten Strandcafé und verlangen Sie einen Salat ohne Salat. Hier geht es um den Essig. Reiben Sie die betroffene Hautstelle sofort mit Essig ein. Kühlen Sie sie mit Eis. Legen Sie immer ein Tuch zwischen Haut und Eis. Ist kein Essig zu beschaffen, empfiehlt es sich, die Haut mit Meerwasser abzuspülen und mit Sand zu bestreuen. Schaben sie die Sandpanade nach ein paar Minuten wieder ab und kühlen Sie die Verletzung mit Eis (s. o.).

WARNUNG

Falls Sie stark allergisch auf den Quallenbiss reagieren, sollten Sie unbedingt einen Notarzt rufen.

SEEIGEL

Sie schwimmen im Meer und pausieren auf einer Sandbank. Plötzlich spüren Sie ein unfreundliches Pieksen an der Fußsohle. Seit wann schwimmen Nadelkissen im Meer? Da sind Sie wohl auf einen Seeigel getreten.

PRÄVENTION

Badeschuhe!

ÄUSSERE ANWENDUNG

Die Stacheln, die der Seeigel in Ihrem Fuß hinterlassen hat, müssen wieder raus. Allerdings macht Ihnen der Seeigel die Aktion nicht leicht. Die Stacheln sind mit Widerhaken versehen. Verwenden Sie zum Entfernen eine Pinzette. Danach muss die Hautstelle desinfiziert und mit einem Pflaster versehen werden.

WARNUNG

Können Sie nicht alle Stacheln herausziehen, so sollten Sie einen Arzt aufsuchen, der sie chirurgisch entfernt.

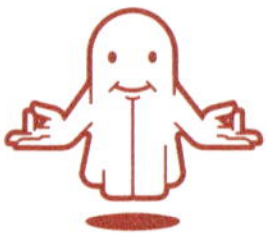

DER GUTE GEIST

Lindenblüten entgiften. Dann und wann ein Tässchen kann auch in gesundem Zustand nicht schaden.

FIEBER ALLGEMEIN

Auch der kaltblütigste Schurke zählt zu den Warmblütern, dessen Körpertemperatur mehr oder weniger konstant sein sollte. Diese Temperatur beträgt im Normalfall plus minus 37° C. Morgens ist die Temperatur etwas niedriger, abends etwas höher. Die Schwankung liegt bei etwa 0,6° C.
Die Temperatur ist auch davon abhängig, wo gemessen wird. Unter der Achsel ist sie stets etwas niedriger als rektal gemessen. Ausgelöst wird Fieber durch Infektionen jeder erdenklichen Art, Verletzungen, Allergien usw. Fieber hat die Funktion, Immunprozesse zu begünstigen. Auf Deutsch heißt das: Was uns nicht umbringt, macht uns stark. Deshalb sollte Fieber nur unterdrückt werden, wenn es so stark ansteigt, dass der Organismus geschädigt wird, oder wenn das Allgemeinbefinden miserabel ist.

FIEBERSKALA

sehr hohes Fieber
(hyperpyretisches Fieber)
hohes Fieber
leichtes, mäßiges Fieber (Febril)
erhöhte Temperatur (Subfebril)
Normaltemperatur (Afebril)

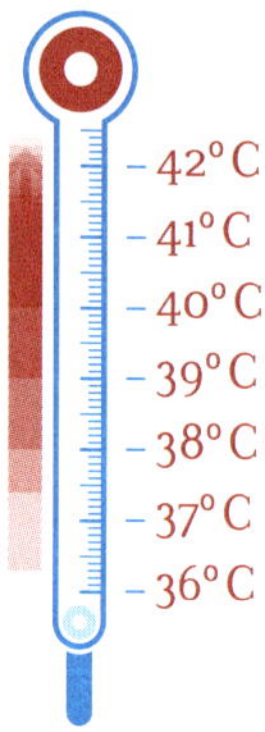

Sprechstunde

Sie leiden unter Gliederschmerzen, Schüttelfrost und Schweißausbrüchen, Sie haben glänzende Augen, eine wärmere und gerötete Haut, trockene und rissige Lippen, eine belegte Zunge, Sie verspüren vermehrt Durst, leiden unter Appetitlosigkeit und Muskelzittern. Es gibt über dreißig Symptome, die auf Fieber hinweisen. Darunter finden sich sicher auch einige, die zu Ihrem Fieber passen.

Für den Hypochonder

Mit Fieber ist nicht zu spaßen, da haben Sie recht. 5° C nach oben oder 10° C nach unten, und Sie brauchen sich endgültig nicht mehr um Ihre Körpertemperatur zu kümmern.
Trotzdem wäre es übertrieben, bei jedem Anflug einer Erkältungskrankheit alle paar Minuten Fieber zu messen. Falls Sie es trotzdem nicht lassen können, sei Ihnen ein digitales Thermometer empfohlen, auf dem Sie das Resultat in Sekundenschnelle ablesen können.

Äußere Anwendung

Die Regel ist ganz einfach: Wer Fieber hat, gehört ins Bett!
Bei beginnendem Fieber helfen ansteigende Fußbäder.
Man beginnt bei 36° C und erhöht die Temperatur bis auf 39° C. Außerdem sind nasse Socken (01) ein schnelles und effizientes Mittel zur Fiebersenkung, das nicht nur bei Kindern angewendet werden kann: Baumwollsocken in kaltes Wasser tränken und Wollsocken darüberziehen. Auch Großmutters Essigsocken (02) sind zu empfehlen: Etwas Essig in warmes Wasser geben und ein paar Baumwollsocken darin baden. Anschließend auswringen und anziehen. Beide Füße mit Badetüchern umwickeln und eine Stunde wirken lassen. Anschließend Socken ausziehen und Füße warm halten. Ob Obst- oder Weinessig sei Ihnen überlassen. Hauptsache Essig! Wadenwickel funktionieren wie Essigsocken, nur hüllt man eben die Waden in kaltes, nasses Tuch.

Innere Anwendung

Drei in einer Tasse: Ein Tee aus Thymian-, Linden- und Kamillenblüten mit Honig unterstützt den Körper in seiner Abwehr. Lindenblütentee, Hagebuttentee, Holundertee oder heißer Holundersaft: alles ist erlaubt.
Die Fieber-Getränkekarte ist also gut bestückt und kann rauf und runter getrunken werden. Und das mit Genuss.
Falls der Appetit noch nicht entschwunden ist: Auf frische und Vollwertkost achten.

WARNUNG

Falls der Patient schlottert und friert, sollte unbedingt auf kalte Wickel und andere äußere Anwendungen verzichtet werden. Wenn das Fieber sehr rasch stark ansteigt, sollte man einen Arzt aufsuchen. Dasselbe gilt, wenn das Fieber über längere Zeit auf einem niedrigen Niveau bleibt. Bei Kindern und Kleinkindern ist besondere Vorsicht geboten, da es bei hohem Fieber rasch zu Fieberkrämpfen kommen kann. Und außerdem: Selbst wenn Sie Finne sind, sollten Sie bei Fieber von einem Saunabesuch absehen, da sonst ein Kreislaufzusammenbruch droht.

NASSE SOCKEN

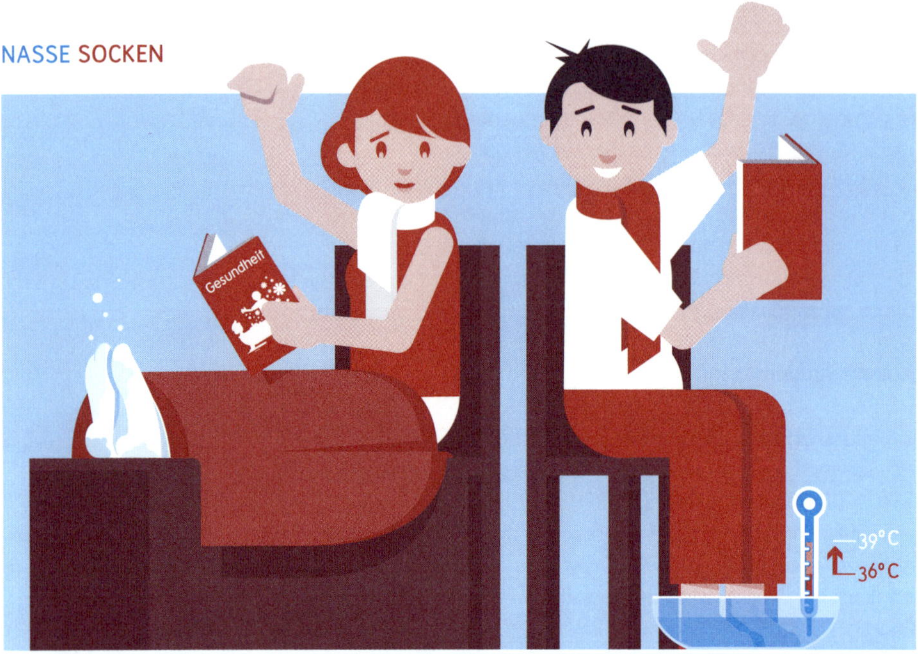

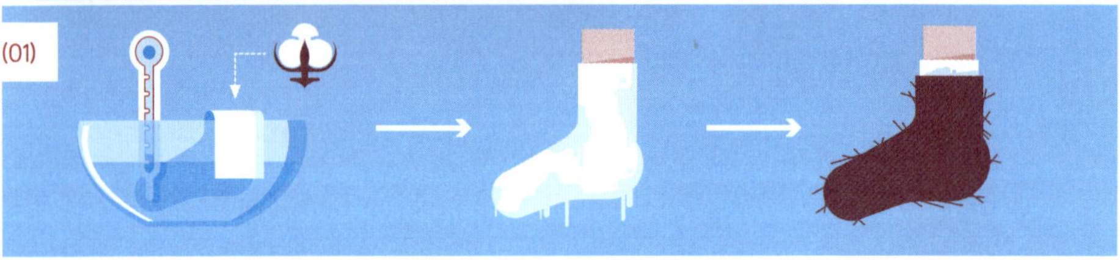

Baumwollsocken in kaltes Wasser tauchen und anziehen. Darüber dicke Wollsocken ziehen und warten.

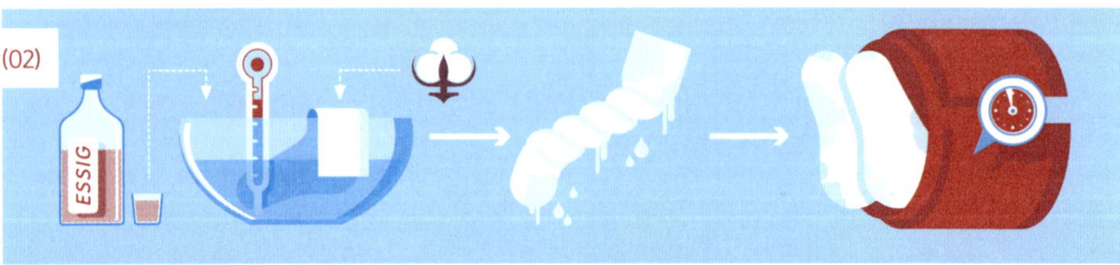

Baumwollsocken in warmes Essigwasser tauchen, auswringen, anziehen.
Mit Badetüchern umwickeln. 1 Std. warten.

FIEBERBLÄSCHEN

Sprechstunde

Fieberbläschen, vom Lateiner *herpes simplex* genannt, sind meist kleine, lästige Bläschen im Bereich der Lippen und Nasenschleimhäute. Sie treten bei fiebrigen Erkrankungen auf, in Stresssituationen und bei allgemein geschwächtem Immunsystem. Das heißt, wer einmal mit dem Herpesvirus angesteckt wurde (die meisten schon im Bauch der Mutter), kann eigentlich jederzeit davon überrascht werden, besonders dann, wenn die Kräfte nachlassen.

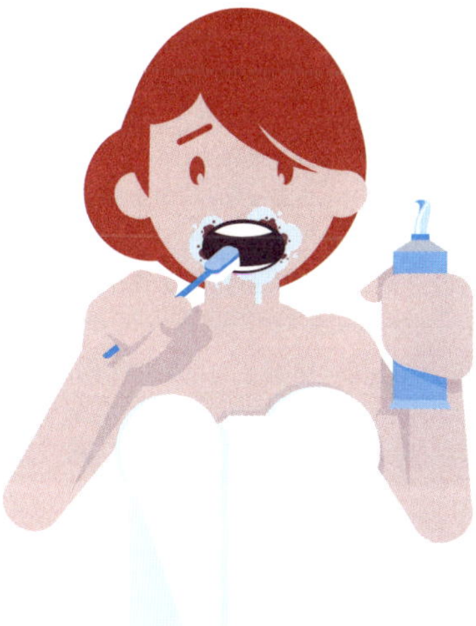

Äußere Anwendung

Mit Echinacea- oder Hamamelis-Tinktur abtupfen. Falls die Fieberblase schmerzt: Mit Eis kühlen. Danach trocken halten. Vermeiden Sie Stress, was natürlich leichter gesagt ist als getan. Vielfach wird behauptet, Zahnpasta würde die Fieberbläschen zum Verschwinden bringen. Das ist zwar nicht erwiesen, aber einen Versuch wert ist diese Therapie allemal.

WARNUNG

Beginnen die Bläschen zu eitern, sollten sie schleunigst einem Fachmann gezeigt werden.

HERZ UND KREISLAUF ALLGEMEIN

Durch jeden Herzschlag wird neues, sauerstoffreiches Blut in die Adern gepumpt, und dieses ist wiederum der Treibstoff für die Organe. Je nach Gefühlen, die wir verspüren, und je nach Anstrengungen, die wir unternehmen, schlägt das Herz schneller oder langsamer. Schlägt es gar nicht mehr, bricht der gesamte Organismus zusammen. Mit anderen Worten: Der Herzschlag bestimmt unseren gesamten Lebensrhythmus.

WARNUNG
Herzrasen, Herzrhythmusstörungen, plötzlicher Schwindel und stechende Schmerzen über der Brust gehören zu den Symptomen, die sich ein Kardiologe genauer ansehen muss.

Prävention

Um Herz und Kreislauf gesund zu halten, helfen eine gesunde, abwechslungsreiche Ernährung, Kraft- und Ausdauertraining. Bringen Sie Ihr Herz dreimal wöchentlich 20 Minuten lang auf Touren. Und zwar nicht, indem Sie sich über Ihren Nachbarn ärgern, sondern indem Sie sich bewegen! So mancher rechtfertigt seinen Alkoholgenuss damit, dass Rotwein gesund sei für den Kreislauf. Falls man es bei einem Gläschen pro Tag belässt und nicht sieben am Freitagabend runterstürzt, hat das durchaus seine Richtigkeit. Aber auch Melissen-, Weißdorn- und Johanniskrauttee wirken sich positiv auf Ihren Herzmuskel aus. Und von diesen Tees dürfen Sie sogar zwei bis drei Tassen pro Tag trinken.

HOHER BLUTDRUCK

Sprechstunde

Ihnen geht's gut? Sie spüren keinerlei Beschwerden? Warten Sie es ab, denn bei Bluthockdruck lassen Symptome wie Schwindel, Schlafstörungen, Atemnot und plötzlicher Leistungsabfall zunächst auf sich warten. Doch die Zeit arbeitet gegen Sie. Denn der Bluthochdruck ist für etliche Erkrankungen des Herz-Kreislauf-Systems verantwortlich. Je höher der Druck in den Gefäßen, desto höher ist das Risiko von Gefäßschädigungen. Die normalen Werte betragen bis 140/90 mmHg (Einheit bei der Angabe von Körperflüssigkeiten). Was darüber liegt, bezeichnet man als hohen Blutdruck. Damit ist es für das Herz schwieriger, das Blut in den Kreislauf zu pumpen. Es muss mehr Kraft aufwenden, um gegen den Widerstand aus den Blutgefäßen anzukommen.

Prävention

Etliche Kilos um die Hüfte kombiniert mit Bewegungsmangel, stetigem Alkohol- und Nikotingenuss können zu Bluthochdruck führen. Deshalb gilt auch hier: Wehren Sie den Anfängen oder seien Sie zumindest auf Mäßigung bedacht.

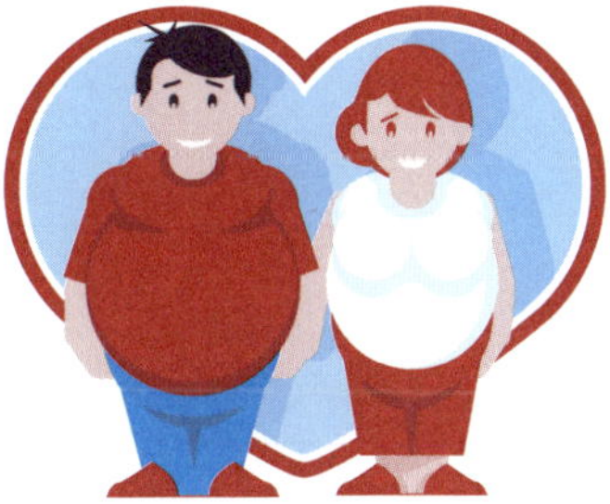

Äußere Anwendung

Bäder aus Fichtelnadelessenzen helfen, den Blutdruck zu senken. Überhaupt sind verschiedene Anwendungen aus dem Repertoire von Sebastian Kneipp gut geeignet, um den Blutdruck zu senken. So z.B. auch das famose Wassertreten (01) in der eigenen Badewanne. Füllen Sie die Badewanne bis auf Wadenhöhe mit kaltem Wasser. Marschieren Sie gleich dem Vogel Storch etwa 5 Minuten durchs Wasser, ziehen Sie dabei ein Bein jeweils ganz aus dem Nass. Begeistern Sie sich für Ausdauersportarten wie Radfahren, Schwimmen und Joggen. (siehe *Stress*, S. 140).

Innere Anwendung

Ab jetzt gehören stark gesalzene Speisen der Vergangenheit an. Dafür gibt's viel Fisch, Obst und Gemüse. Entwickeln Sie eine Vorliebe für Bluthochdruck-Tee aus 1 Esslöffel Misteln, 1 Esslöffel Weißdornblüten und 1 Esslöffel Schachtelhalm.

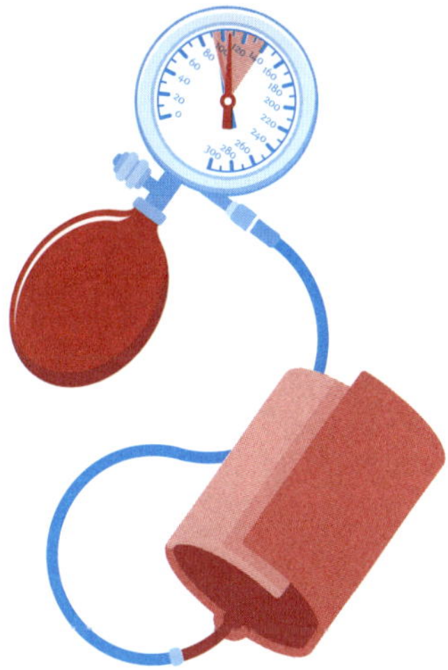

TROSTPFLASTER

Falls Ihr Hausarzt aussieht wie George Clooney oder die Hausärztin wie Angelina Jolie, kann es gut sein, dass Ihr Blutdruck zeitweilig etwas höher ist als sonst. Am besten, Sie messen zu Hause mit einem Hausmessgerät nochmals nach. Vielleicht sind die Werte unter entspannteren Bedingungen gar nicht mehr so hoch.

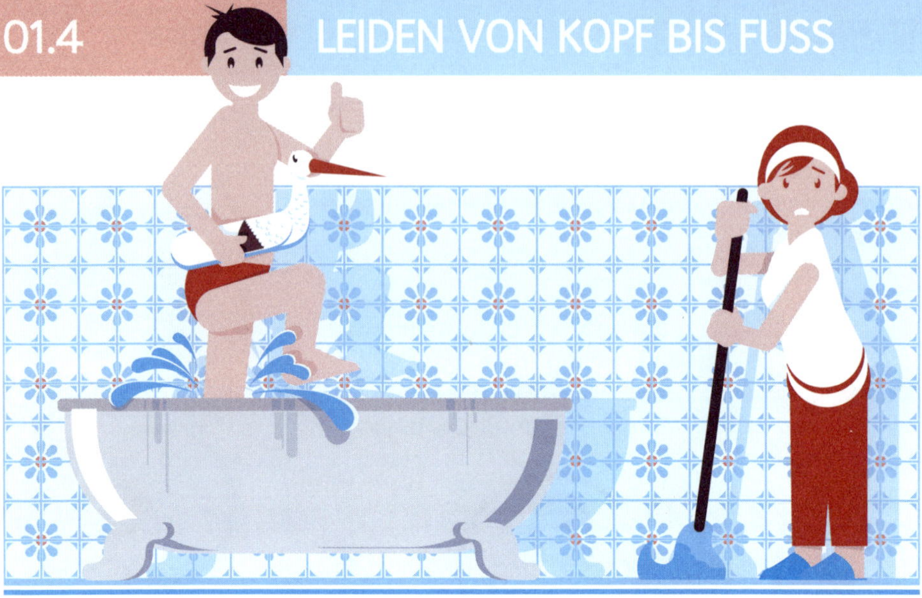

WASSERTRETEN (01)

Übergießen Sie die Teemischung mit 1 Tasse heißem Wasser und lassen Sie den Tee 10 Minuten ziehen. Danach abseihen und trinken. Am besten 1 bis 2 Tassen täglich. Einfacher geht's mit Pfefferminztee: eine Tasse am Morgen, eine am Abend. Auch der senkt den Blutdruck und macht munter. Grüner Tee ist sowieso gesund und hält die Blutgefäße elastisch. Weißdorntee wirkt der Arterienverkalkung entgegen und beruhigt bei nervösen Herzrhythmusstörungen. 2 Teelöffel mit 1 Tasse heißem Wasser überbrühen und 10 Minuten ziehen lassen. Danach abseihen und trinken. Sie können ruhig 2 bis 3 Tassen pro Tag zu sich nehmen. Ebenso wirksam sind Knoblauchsäfte, vielleicht nicht unbedingt wohlschmeckender. Shiitake-Pilze schmecken dagegen vorzüglich in jedem asiatischen Reisgericht und beugen Herzinfarkt vor. Knabbern Sie Maiskolben, das fördert die Durchblutung. Auch Bärlauch senkt den Blutdruck und hilft, die Gefäße von Ablagerungen zu befreien. Sammeln Sie ihn selbst, sollten Sie darauf achten, die richtige Pflanze zu erwischen. Bärlauch ähnelt den hochgiftigen Blättern der Herbstzeitlosen, der Wildtulpe und der Maiglöckchen. Alle drei Pflanzen sind nicht zum Verzehr geeignet.

NIEDRIGER BLUTDRUCK

Sprechstunde

Stetige Müdigkeit, Kopfschmerzen, Probleme, morgens aus dem Bett zu kommen, Wetterfühligkeit, Schwindel und plötzliche Ohnmacht lassen auf einen niedrigen Blutdruck schließen. So mancher Hausarzt wird Sie zum niedrigen Blutdruck beglückwünschen, da er doch immer noch als lebensverlängernd gilt. Nun ist es natürlich so, dass die oben genannten Symptome nicht besonders angenehm sind und die Lebensqualität deutlich beeinträchtigen. Übrigens ist ein niedriger Blutdruck kein Damenleiden, wie früher oft angenommen wurde. Auch die Herren können von der schleichenden Müdigkeit betroffen sein.

Äußere Anwendung

Schlafen Sie mit erhöhtem Kopf. Reiben Sie die Fußsohlen mit Rosmarinöl ein. Auch ein Rosmarinbad wirkt anregend auf den Kreislauf. Ebenso Wassertreten nach Sebastian Kneipp. (siehe *Hoher Blutdruck*, S. 60).

Innere Anwendung

Rosmarintee wird Ihnen auf die Sprünge helfen. 1 Teelöffel Rosmarinblätter mit einer Tasse Tee übergießen und 10 Minuten ziehen lassen. Von diesem Tee können 2 bis 3 Tassen pro Tag getrunken werden. Am besten in einem Rosmarinbad. Die traurige Botschaft: Entgegen aller Annahmen hat Sekt – wie übrigens auch Kaffee – nur kurzfristig eine positive Wirkung auf den niedrigen Blutdruck. Deshalb ist ein Kännchen Grüntee vorzuziehen. Lakritze erhöht den Blutdruck. Falls Sie den Geschmack mögen, sollten Sie immer ein paar Pastillen dabeihaben. Honig stärkt. Genießen Sie also 3 Esslöffel reinen Bienenhonig pro Tag, und wenn's nichts nützt, schmeckt's wenigstens gut.

TROSTPFLASTER

Ein Herzinfarkt gehört nicht unbedingt zu den ernsten Bedrohungen für Menschen mit zu niedrigen Blutdruck. Und Ihr Hausarzt wird Ihnen ein langes Leben prophezeien. Es sei denn, Sie enttäuschen ihn in anderen wichtigen Punkten.

WARNUNG

Besonders Schwangere sollten darauf achten, dass der Blutdruck nicht zu tief absinkt, da sonst der Embryo zu wenig Sauerstoff bekommt.

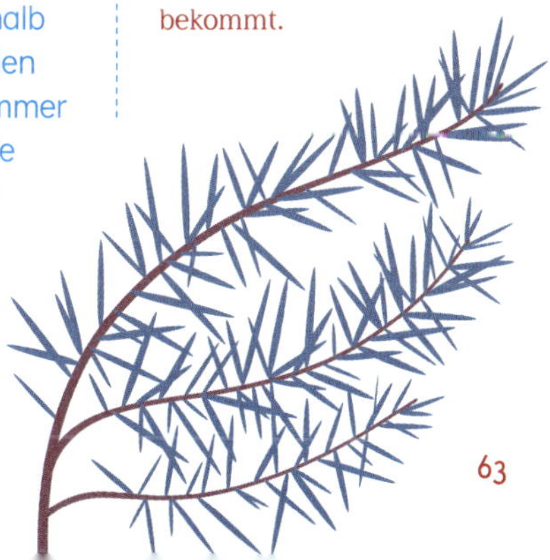

Prävention

Oft hat man die Veranlagung für einen niedrigen Blutdruck geerbt. Von daher ist es kaum möglich, präventiv zu handeln. Allerdings kann man mit etwas Sport und Gymnastik den Kreislauf sehr wohl in Schwung bringen. Achten Sie daher auf genügend Bewegung.

KRAMPFADERN

Das Blut staut sich in den Venen. Die Folge davon sind Krampfadern. Die aufliegenden blauen Venen, so hieß es früher, seien eine Berufskrankheit des Verkaufspersonals. Denn langes Stehen begünstigt die Krampfadernbildung; auch heute noch. Die Neigung dazu wird einem allerdings schon in die Wiege gelegt.

Sprechstunde

Dicke, bläuliche Linien ziehen sich an Ihren Beinen entlang. Falls es sich nicht um das Muster Ihrer Socken oder Strumpfhosen handelt, sind die wurmartigen Verdickungen ziemlich sicher Krampfadern – verdickte Venen.

Prävention

Stärken Sie Ihre Venenwände mit gesunder Ernährung. Viel Vitamin C hilft. Treiben Sie Sport! Wasserstrampeln wie Schwimmen und Aquajogging sind eine Erholung für strapazierte Beine. Achten Sie auf Ihr Gewicht. Nicht nur andauerndes Stehen, auch langes Sitzen ist zu vermeiden. Ebenso enge Stiefel oder Röhrenjeans.

Äußere Anwendung

Yoga ist beinahe für alles gut. Auch für einen besseren Blutfluss. Diese einfache Übung (01) können Sie wunderbar ohne Yogameister ausführen: Legen Sie sich mit dem Rücken auf den Boden und die Beine im rechten Winkel auf einen Stuhl.

Die Arme liegen neben dem Körper. Atmen Sie tief und aus dem Bauch heraus. Wiederholen Sie diese Übung zwei- bis dreimal am Tag (morgens, mittags und abends vor dem Zubettgehen).

(01)

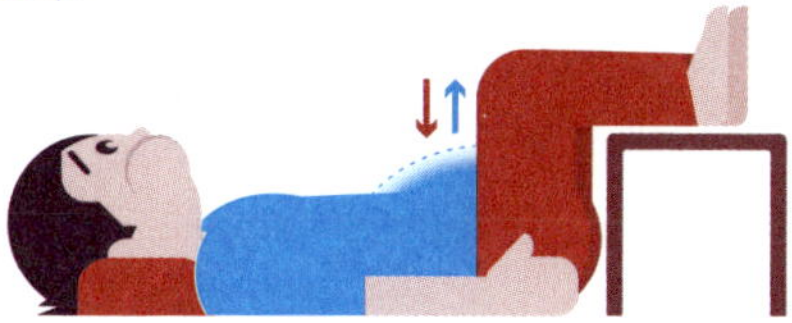

Wer es handfester mag, praktiziert Wassergüsse nach Sebastian Kneipp. In der Dusche lassen Sie einen kalten Wasserstrahl langsam am rechten Fuß außen bis zum Beinansatz (Leiste) hochwandern. Runter geht's auf der Innenseite. Anschließend erfolgt die gleiche Wässerung beim linken Bein. Besonders im Sommer sind diese Wechselduschen sehr angenehm. Außerdem werden Sie morgens augenblicklich wach. Reiben Sie die Beine mit Franzbranntwein ein. Auch Ringelblumensalbe dient der Behandlung von Krampfadern. Immer von unten nach oben massieren. Nicht schön, aber nützlich: Stützstrümpfe. Sind die Beine entzündet, helfen Quarkwickel. Kalten Quark zwischen zwei Gaze-Streifen geben, mehrmals täglich auf die entzündeten Stellen legen und mit einem Tuch fixieren. Beine hochlagern.

Innere Anwendung

Trinken Sie schwarzen Holundersaft. Im Reformhaus sind spezielle Mittel aus Rosskastanienextrakt erhältlich. Diese haben den Ruf, sehr wirkungsvoll zu sein. Ingwer verbessert den Blutfluss. Verwenden Sie ihn als Tee oder als Gewürz. Weitere Gewürze, die helfen, das Fibrin – den Eiweißstoff, der das Gewebe um die Venen bildet – abzubauen, sind Knoblauch, Zwiebeln und Cayennepfeffer. Also eigentlich alles, was in einen rechten Eintopf gehört. Hilfreich gegen Krampfadern sind außerdem alle blauen Früchte: Blaubeeren, Kirschen, Brombeeren und blaue Weintrauben.

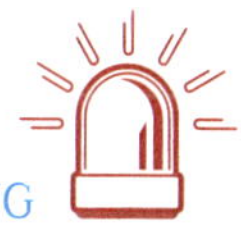

WARNUNG

Krampfadern verschwinden in der Regel nicht von allein. Falls sie schmerzen oder sich sogar entzünden, sollten Sie einen Arzt aufsuchen.

DER MAGEN

Hauptaufgabe des Magens ist es, die ihm zugeführte Nahrung mittels Muskelstößen und Magensaft zu einem Brei umzuarbeiten und ihn anschließend in einzelnen Etappen an den Dünndarm weiterzugeben. Ob sich der Magen in seiner Arbeit beeinträchtigt fühlt oder nicht, hängt demzufolge nicht zuletzt von der Beschaffenheit der Speisen ab, die wir ihm zuführen. Sind sie fett und schwer, rächt er sich mit Beschwerden wie Sodbrennen, Blähungen und Bauchschmerzen. Auch psychische Belastungen wie Stress und Niedergeschlagenheit werden oft mit Magenschmerzen quittiert.

MAGENKNURREN

Sprechstunde

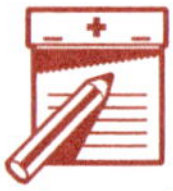

Es grummelt in der Bauchgegend, und von Zeit zu Zeit wird ein knurrendes Geräusch hörbar. Kein Zweifel, Sie leiden unter Hungerkontraktionen. Besonders laut werden die Geräusche dann, wenn der Magen leer ist und nur Luft enthält. Denn obwohl er eigentlich nichts zu tun hat, arbeitet der Magen stetig weiter, das heißt, er presst sich ringförmig zusammen und transportiert so die Luft in den Darm. In einem bestimmten Darmabschnitt können dann die besagten Geräusche entstehen.

Innere Anwendung

Um den Magen zum Stillschweigen zu bewegen, empfiehlt es sich, etwas lauwarmes Wasser zu trinken.
Die Wärme entkrampft den Darm und hilft, die Zeit bis zu einer ordentlichen Mahlzeit zu überbrücken. Gegen Blähungen und Magengrimmen, etwa während einer Diät, hilft eine Tasse Fenchel-Anis-Kümmeltee.

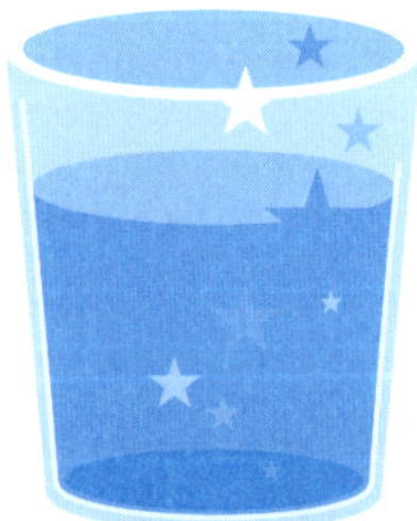

SODBRENNEN

Sprechstunde

Die Magensäure sucht ihren Weg zurück in die Speiseröhre. Dort gehört sie aber nicht hin, und deshalb empfinden Sie einen brennenden Schmerz im Rachen und in der oberen Magengegend. Sodbrennen ist ein Zeichen dafür, dass der Magen überlastet und übersäuert ist. Auch bei nervlicher Anspannung und Stress kann Sodbrennen die Folge sein.

Prävention

Wenn Sie unter Sodbrennen leiden, sollten Sie auf schwere, fettreiche Nahrung, Kaffee und Alkohol verzichten, bis sich der Magen wieder völlig beruhigt hat. Essen Sie die letzte Mahlzeit nach Möglichkeit drei Stunden vor dem Schlafengehen.

Äußere Anwendung

Auch bei diesem Leiden gilt: Vermeiden Sie Stress.

Innere Anwendung

Ist die Schlemmerei schon vorprogrammiert, sollten Sie es vor dem Essen mit einer Tasse Ingwertee versuchen. Schlehentee macht dem Sodbrennen den Garaus und regt die Verdauung sanft an. Trinken Sie außerdem ein Glas lauwarmes Wasser. Mehrmals täglich.
Nach übermäßigem Essen hilft Rettichsaft. Schmeckt Ihnen nicht? Dann versuchen Sie es mit einem Gläschen Kohlsaft. Schmeckt nicht viel besser? Hilft aber auch.
Gegen Sodbrennen und Magenbeschwerden wirkt auch Heilerde aus der Apotheke: Geben Sie 1 Löffel Heilerde in 1 Glas warmes Wasser. 1 Stunde ziehen lassen. Danach gut umrühren und immer wieder einen kleinen Schluck davon trinken. Statt Heilerde können Sie auch zerdrückte Kohletabletten schlucken. Zerdrücken Sie zwei Tabletten in ein wenig Wasser, und dann nichts wie runtergespült.

WARNUNG
Beim Verdacht auf Blinddarmentzündung bitte auf Wärmflaschen und warme Wickel verzichten. Lässt der Brechreiz nach einem Tag nicht nach, sollten Sie unverzüglich einen Arzt aufsuchen. Eine Blinddarmentzündung geht in der Regel mit heftigen Bauchschmerzen und später mit Fieber und Übelkeit einher. Der Bauch ist härter als sonst und schmerzt meistens auf der rechten Seite.

Manche Menschen halten Enzianschnaps für eine besonders wirksame Kur gegen das Brennen im Magen nach einer fetten Schlachtplatte. Erwiesen ist, dass die Wurzel des gelben Enzians tatsächlich die Säureproduktion der Magenwände mäßigt. Deswegen brauchen Sie noch nicht zur Flasche zu greifen: Diese Wurzel gibt es auch als Tee.

ÜBELKEIT UND ERBRECHEN

Sprechstunde

Die Muskeln in Magenwänden, Zwerchfell und Bauch ziehen sich ruckartig und unkontrolliert zusammen, und eh man sich's versieht, sammelt sich der Mageninhalt im Mund und kurz darauf in der Toilette, im Spülbecken oder notfalls in der Einkaufstüte. Beim Erbrechen handelt es sich um eine Abwehrreaktion des Magens.
Er gibt her, was er nicht behalten und verarbeiten möchte. Sobald der Mageninhalt seinen Rückweg durch den Mund angetreten hat, geht es den meisten Menschen besser. Der Magen wird entlastet, seine Stimmung verbessert sich und damit auch Ihr Befinden.

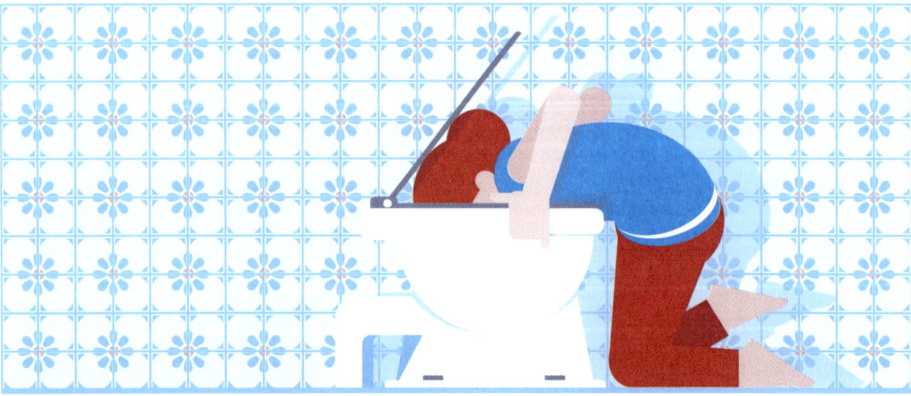

ÜBELKEIT

01

Äußere Anwendung

Manchmal hilft ein Spaziergang an der frischen Luft. Gegen Brechreiz hilft dem ein oder anderen auch der Geruch von Pfefferminzöl. Wer möchte, kann sich kurz hinlegen – möglichst auf die rechte Seite, so wird die Verdauung schneller angekurbelt. Sind die Magenschmerzen stärker, helfen warme Wickel. Zum Beispiel ein Kartoffelsack: Heiße Kartoffeln werden in einem Baumwollsack oder in ein dünnes Baumwolltuch gesteckt und mit dem Nudelholz zu einem Brei zerdrückt. Die Auflage sollte etwa 2 Zentimeter dick sein. Legen Sie ein Zwischentuch auf den Bauch und achten Sie darauf, dass die Wickel nicht zu heiß ist. Insbesondere bei Kindern! Der Kartoffelsack bleibt so lange liegen, bis er abgekühlt ist.

Innere Anwendung

Lassen Sie sämtliche feste Nahrung weg, bis sich der Magen beruhigt hat und die Übelkeit aufhört. Trinken Sie löffelweise leichten Schwarztee. Notfalls tut es auch Coca Cola (gerührt, ohne Kohlensäure). Die können Sie auch Kindern verabreichen. Pfefferminztee hilft gegen Magen-Darm Verstimmung. Trinken Sie eine Tasse Tee lauwarm und in kleinen Schlucken. Und falls Ihnen öfter etwas auf den Magen schlägt: Gegen einen nervösen Magen hilft eine Haferschleimsuppe.

Prävention

Bei nervösem Magen und in Stresssituationen auf Alkohol und Nachtisch verzichten. Nicht über die Sättigung hinaus essen.

WARNUNG

Falls Sie ein Gallenleiden haben, sollten Sie keinen Pfefferminztee trinken, da durch seine gallentreibende Eigenschaft Koliken ausgelöst werden können. Bei Säuglingen und Kleinkindern nicht in Gesichtsnähe mit Pfefferminzöl hantieren.

BAUCHSCHMERZEN

Sprechstunde

Der Bauch schmerzt. Sie leiden unter einem Druckgefühl und Blähungen. Sie müssen regelmäßig aufstoßen und im Härtefall sogar erbrechen. Bauchschmerzen sind oft das Resultat einer Überbeanspruchung des Verdauungstraktes. Das heißt, Sie haben entweder zu viel, zu schwer oder verdorbene Nahrung gegessen.

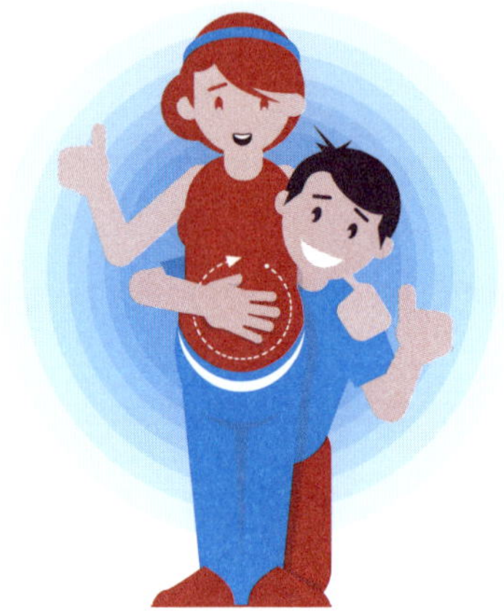

Äußere Anwendung

Massieren Sie den Bauch mit kreisförmigen Bewegungen. Besser im Uhrzeigersinn, weil Sie damit die natürlichen Wege des Dickdarms ausstreichen.

Innere Anwendung

Bei Bauchschmerzen greift man in der Regel zu Kamillentee, dabei hilft auch Fencheltee. Beide Tees sind auch für Kinder geeignet. Alternativ: Buttermilch. Trinken Sie, über den ganzen Tag verteilt, 1 Liter nicht allzu kalte Buttermilch in kleinen Schlucken. Heilerde unterstützt den Aufbau einer gesunden Darmflora: zweimal pro Tag 1 Teelöffel, in stillem Mineralwasser aufgelöst, nach dem Essen. Vorsicht:

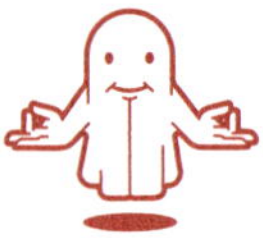

DER GUTE GEIST

Während des Essens soll man hehren Gedanken frönen. Diese Weisheit unserer Großmütter trägt tatsächlich dazu bei, dass man ruhiger und weniger isst und somit auch besser verdaut.

Erwähnen Sie beim Kauf der Heilerde, dass es sich um eine innere Anwendung handelt (siehe *Sodbrennen*, S. 67).
Bei Blähungen verzichten Sie auf künstlich gesüßte Nahrungsmittel und kohlensäurehaltige Getränke. Auch stark blähende Nahrungsmittel wie Kohl- und Lauchgemüse sollten vom Speisezettel gestrichen werden. Traurig aber wahr: Ein Tässchen Kümmeltee nach den Mahlzeiten hilft mehr als ein Gläschen Schnaps.

Prävention

Für ein gutes Darmklima muss man die Verdauung in Schwung bringen. Aufgeweichte Leinsamen bilden einen Schutzfilm über die Darmschleimhäute. Eine fettfreie Bouillon zwischendurch stillt nicht nur den Hunger, sondern animiert die Verdauung. Es kommt nur noch selten vor, dass einem während des Essens der Teller weggeschnappt wird. Essen Sie deshalb immer langsam, ohne Hast, und kauen Sie gut.

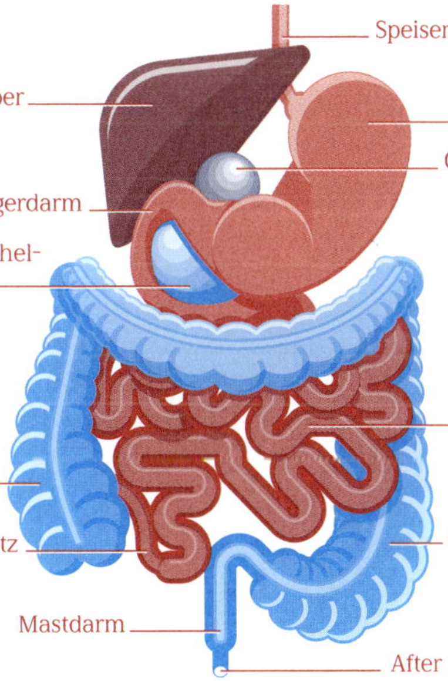

WARNUNG

Rufen Sie sofort den Notarzt, wenn die Bauchschmerzen plötzlich und heftig auftreten. Auch wenn Sie an Erbrechen, Fieber und einem geblähten Bauch leiden.
Bei Frauen können die Bauchschmerzen auch von einer Eierstockentzündung herführen. Suchen Sie Ihren Hausarzt auf, falls sich die Bauchschmerzen über mehrere Tage hinziehen, ohne dass Besserung eintritt.

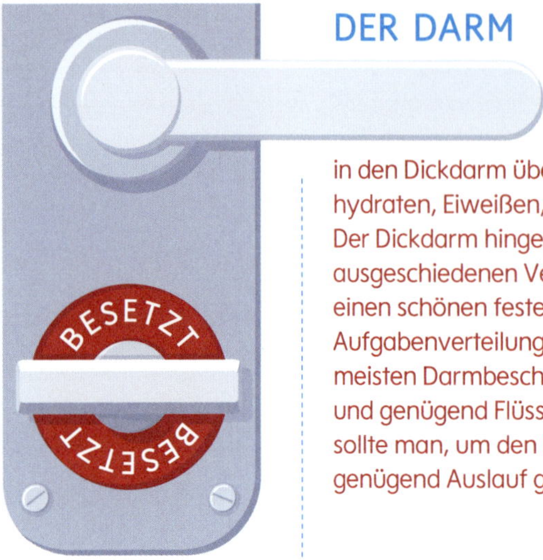

DER DARM

Das Bauchinnere besteht vorwiegend aus Dünn- und Dickdarm. Der Dünndarm folgt auf den Magen und geht in den Dickdarm über. Er ist für die Aufnahme von Kohlenhydraten, Eiweißen, Fetten und Vitaminen zuständig. Der Dickdarm hingegen muss die durch den Dünndarm ausgeschiedenen Verdauungssäfte wieder aufnehmen und einen schönen festen Stuhlgang formen. Angesichts dieser Aufgabenverteilung wird schnell deutlich, dass sich die meisten Darmbeschwerden durch ballaststoffreiches Essen und genügend Flüssigkeitszufuhr vermeiden lassen. Auch sollte man, um den Darm gesund zu erhalten, seinem Körper genügend Auslauf gönnen.

DURCHFALL

Sprechstunde

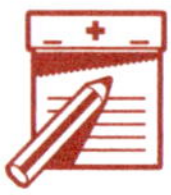

Von Durchfall spricht der Fachmann, wenn pro Tag mehr als zwei- bis dreimal der Gang zu den Örtlichkeiten notwendig wird und die Hinterlassenschaft von äußerst weicher Konsistenz ist. Zu Durchfall kommt es meist durch virale Infekte. Aber auch durch eine Magenverstimmung, die sich einstellt, wenn zu viel und zu schwer gegessen wurde.

Prävention

Lassen Sie die Finger von Konserven und Lebensmitteln älteren Datums. Geiz ist alles andere als geil, wenn man als Folge unter einer Lebensmittelvergiftung zu leiden hat.

Für den Hypochonder

Tragen Sie die Häufigkeit Ihrer Stuhlgänge und die Konsistenz der Häufchen in eine Excel-Tabelle ein und vergleichen Sie. Weicht Ihr Stuhl von der gewohnten Norm ab, dürfen Sie selbstverständlich einen Gastroenterologen alarmieren. Auf eigenes Risiko natürlich.

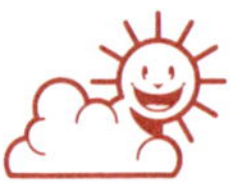

TROSTPFLASTER

Eine veritable Magen-Darm-Grippe verringert das Körpergewicht um einige Pfund. Falls Sie den Alltag in Röhrenhosen bewältigen möchten, ist das gewiss von Vorteil.

Innere Anwendung

Bei Durchfall verliert der Körper an wichtigen Mineralstoffen. Deshalb sollten diese durch Elektrolytgetränke ersetzt werden. Die können Sie in der Drogerie kaufen oder selbst zubereiten: Saft von 5 Orangen, 6 Teelöffel Traubenzucker, 1 Teelöffel Kochsalz mit abgekochtem Wasser auf 1 Liter auffüllen. Schluckweise trinken. Ja, auch wenn sie Ihnen nicht schmeckt. Trinken Sie Schwarztee, den Sie nach seiner Zubereitung nochmals ein paar Minuten aufkochen, um das Tein zu zerstören. So wirkt er stopfend. Nehmen Sie viel Flüssigkeit zu sich! Möglichst in kleinen Schlucken. Getrocknete Heidelbeeren bekämpfen die Bakterien im Darm. Aber nicht übertreiben, die Gerbstoffe können wiederum die Darmschleimhaut reizen. Passen Sie Ihren Speisezettel an. Streichen Sie sämtliche Lebensmittel bis auf Karottensuppe, die lediglich aus Wasser und pürierten Karotten besteht. Am zweiten und an den folgenden Tagen gibt's dann etwas abwechslungsreichere Kost: zerdrückte reife Bananen, geriebene Äpfel, Reis- und Haferschleimsuppe und Zwieback. Guten Appetit!

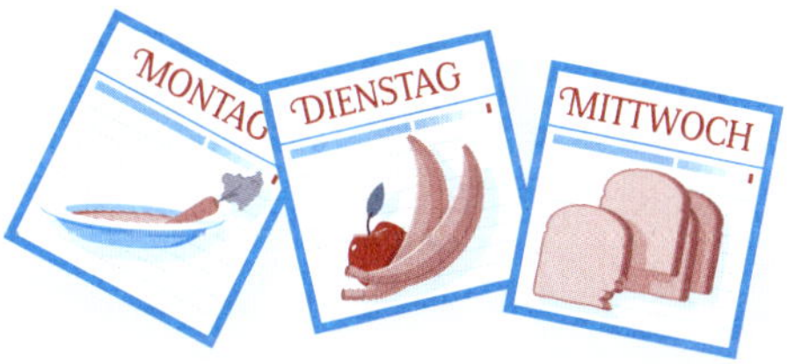

WARNUNG

Wenn die Gefahr besteht, dass der Durchfall Folge einer Lebensmittelvergiftung ist, sollten Sie unbedingt einen Arzt aufsuchen.

VERSTOPFUNG

Sprechstunde

Sie thronen auf dem Stuhl der Stühle, und nichts stellt sich ein. Das ist unangenehm, und je länger der Zustand andauert, umso schmerzlicher wird es, ein Resultat zu erzielen. Die häufigsten Ursachen einer Verstopfung sind zu wenig ballaststoffreiche Nahrung, zu wenig Flüssigkeit und zu wenig Bewegung.

WARNUNG

Tritt die Verstopfung plötzlich auf oder hält über längere Zeit an, sollten Sie einen Arzt aufsuchen. Von der Einnahme von Abführmitteln über längere Zeit ist dringend abzuraten.

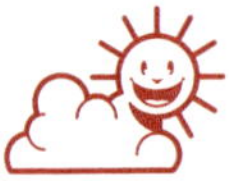

TROSTPFLASTER

Mit Musik geht alles besser. Wie es klingt, wenn nichts mehr plumpst, hat der amerikanische Bluessänger Screaming Jay Hawkins in seinem *Constipation Blues* großartig vertont.

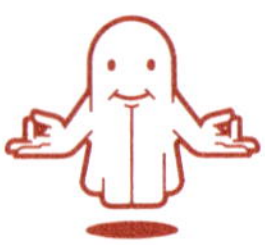

DER GUTE GEIST

Ein Glas warmes Wasser reguliert den Stoffwechsel und wirkt sich positiv auf den Stuhlgang aus. Westliche Naturmediziner raten, morgens ein Glas abgestandenes Wasser zu trinken.

Innere Anwendung

Gegen hartnäckige Verstopfung helfen Pflaumensaft, Sauerkrautsaft, Gemüsesaft, Molke und natürlich Feigensaft. Auch Dörrpflaumen und Leinsamen erleichtern den Gang zum stillen Örtchen. Insbesondere wenn man sie über Nacht in Wasser einlegt und zusätzlich den Saft trinkt. Trinken Sie viel stilles Wasser. Besonders wenn Sie zusätzlich auf eine ballaststoffreiche Nahrung achten. Haben die Ballaststoffe keine Flüssigkeit, können sie nämlich auch nicht aufquellen. Auch Petersilie fördert die Verdauung. Frisch genossen adelt das grüne Kraut jede Speise. Die Brachialkur: Glauber- und Bittersalz spülen den Darm durch. Versuchen Sie es vorerst mit 10 Gramm. Aber bitte nicht an Kinder verabreichen.

Prävention

Essen Sie täglich frisches Gemüse, fahren Sie mit dem Fahrrad zur Arbeit oder wandern Sie zu Fuß ins Büro.
Je länger der Marsch, desto größer die Freude für den Darm.

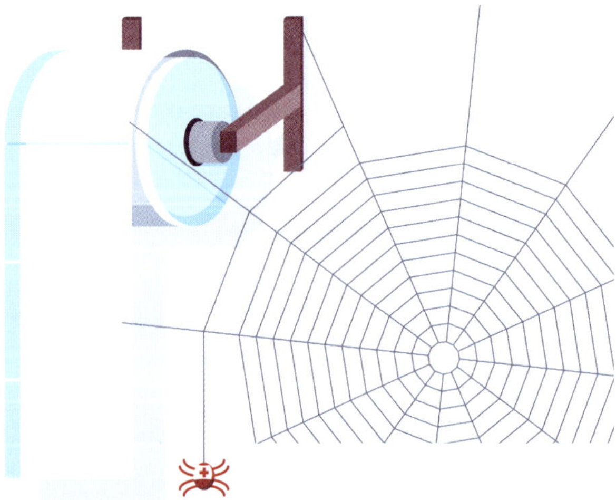

HÄMORRHOIDEN

Sprechstunde

Der After juckt, und die Darmentleerung wird von einem stechenden Schmerz begleitet. Das Papier in der Hand weist hellrote Blutspuren auf und ebenso der Kot. Trifft all dies zu, dürften Sie an Hämorrhoiden leiden. Hämorrhoiden sind oft die äußerst unangenehme Folgeerscheinung einer Verstopfung. Deshalb gelten eigentlich auch dieselben Therapieansätze wie bei einer Verstopfung.

Äußere Anwendung

Ist es nötig, zu erwähnen, dass Sie weiches, flauschiges Toilettenpapier verwenden sollten? Feuchten Sie das Papier mit Wasser an, bevor Sie sich der Reinigung zuwenden. Verwenden Sie genügend Papier. Bei starkem Juckreiz hilft ein ölgetränkter Wattebausch zwischen den Gesäßhälften. Der verhindert, dass die Pobacken aneinanderreiben, was dann lästig ist, wenn sich schon Knoten gebildet haben. Gönnen Sie sich ein Eichenrinde-Sitzbad: Eine Handvoll Eichenrinde mit einem Liter Wasser zum Kochen bringen und eine Viertelstunde köcheln lassen. Sobald die Mischung etwas abgekühlt ist, können Sie sich in die Wanne setzen. Möchten Sie ein Vollbad nehmen, muss die Dosis natürlich erhöht werden. Streichen Sie die Stellen um den After mit Ringelblumensalbe aus der Apotheke ein. Und vor allem: Lassen Sie sich Zeit auf der Toilette.

Innere Anwendung

Trinken Sie naturtrüben Apfelsaft. Auch Himbeeren unterstützen die Darmtätigkeit.

Prävention

Viel Wasser trinken, Gemüse und Früchte essen und genügend Bewegung.

WARNUNG

Unterrichten Sie in jedem Fall Ihren Hausarzt. Insbesondere wenn Sie sich nicht sicher sind, ob es sich tatsächlich um Hämorrhoiden handelt.

LEBER UND GALLE ALLGEMEIN

Die Leber ist unser wichtigstes Entgiftungsorgan. Sie produziert u. a. die Gallenflüssigkeit, die in der Gallenblase gespeichert wird, um sie bei Bedarf an den Darm weiterzuleiten. Da ist die Galle für die Verdauung von Fetten sehr nützlich. Die Leber nimmt die aus dem Darm zurückkehrenden verdaulichen Stoffe auf und verwertet sie.

FETTLEBER

Sprechstunde

Leiden Sie unter einem ständigen Druck im Oberbauch? Die Vergrößerung der Leber ist in den meisten Fällen mit einem Handgriff ertastbar. Trifft dies nicht zu, bleibt Ihnen die Standpauke Ihres Hausarztes zu den erhöhten Leberwerten nicht erspart. Denn liegen keine Krankheiten wie z. B. Diabetes vor, ist eine Fettleber die Quittung für übertriebenen Alkoholgenuss und Überernährung.

WARNUNG

Leiden Sie zusätzlich zum Druckgefühl an Müdigkeit, Übelkeit, Erbrechen, Juckreiz, einer gelben Färbung der Haut? Ist Ihr Urin dunkel und der Stuhl beige, so könnte es sich um eine Leberentzündung handeln. Suchen Sie einen Arzt auf.

Innere Anwendung

Auch wenn Sie wirklich nicht Tag und Nacht saufen, muss bei einer Fettleber ganz auf den Geist aus der Flasche verzichtet werden. Zumindest bis sich die Werte wieder normalisiert haben. Bitter nötig ist jetzt eine möglichst fettarme Ernährung ohne zusätzliche Zwischenmahlzeiten aus Chipstüten und dem Süßigkeitenschrank. Getrocknete Löwenzahnblätter und -wurzeln, Artischockenblätter und Pfefferminze gehören in den klassischen Leber-Galle-Tee, wie man ihn kennt und liebt. Für einen Viertelliter 50 Gramm zu gleichen Teilen mischen, mit Wasser aufbrühen und zwei bis drei Tassen täglich genießen. Die Blätter der Artischocke fördern die Fettverdauung und die entgiftende Arbeit der Leber. Die Artischocke sollte allerdings ohne Mayonnaise und ähnlich fettige Dips genossen werden – auch wenn es schwerfällt. Gute Erfolge werden durch Heilfastenkuren erreicht. Zusätzlich kann die rebellierende Leber mit Mariendistelpräparaten aus der Naturapotheke besänftigt werden.

GALLENSTEINE

Sprechstunde

Üble Bauchschmerzen und ein Druckgefühl unterhalb des Brustkorbs weisen auf ein Gallenleiden hin. Das Gallensekret sorgt dafür, dass sich Fett in Wasser lösen kann. Mit anderen Worten, dass fettes Essen verdaut wird. Lösen sich verschiedene Substanzen aus der Gallenblase, können sich feste Kristalle bilden, die sogenannten Gallensteine. Manche Gallensteine bleiben klein und wandern durch die Gallenkanäle wieder ab. Andere sind zu groß und lassen die Gallenblase anschwellen wie einen Luftballon, was unmittelbar zu den erwähnten Beschwerden führt.

Äußere Anwendung

Heiße Bauchwickel beruhigen eine angegriffene Galle.

Innere Anwendung

Löwenzahn ist dank seiner Bitter- und Schleimstoffe sehr gallenfreundlich. Nehmen Sie mehrmals täglich 1 Esslöffel Löwenzahnsaft zu sich (erhältlich in der Drogerie oder im Reformhaus). Trinken Sie Löwenzahntee. Ein Glas Milch vor dem Schlafengehen verhindert die Bildung von Gallensteinen.

Prävention

Was Sie nach obiger Einführung vermuten, ist absolut richtig: Auf fettes Essen und Alkohol muss verzichtet werden. Insbesondere auf alle Gerichte, die man Ihnen über die Theke einer Fastfoodeinrichtung zuschiebt.

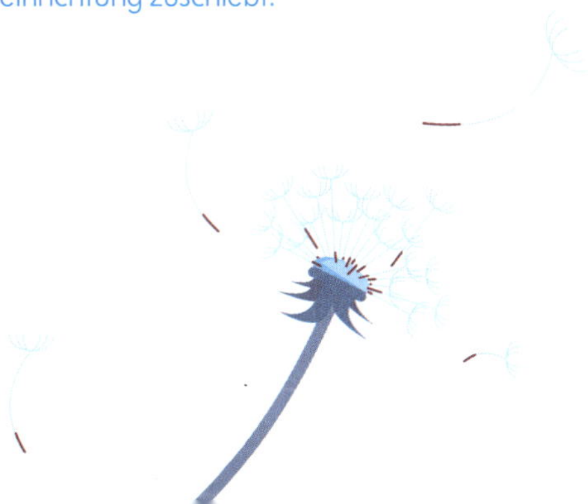

DER GUTE GEIST

Auch bei Gallenleiden hilft Entspannung, z.B. durch autogenes Training.

WARNUNG

Vorsicht mit der berühmten Olivenölkur! Dank dem täglich getrunkenen Olivenöl gehen nur die ganz kleinen Steine ab. Die großen Brocken werden eingeklemmt, was zu Koliken führen kann. Bei akuten Schmerzen, sprich einer Gallenkolik, helfen nur ruhig liegen, nichts essen und heiße Wickel auf den Bauch legen. Rufen Sie in jedem Fall einen Arzt.

DER BESONDERE TIPP

Kurkuma ist ein ausgezeichnetes Mittel gegen Gallenblasenentzündung. Brauen Sie sich einen Tee mit einem 1/2 Teelöffel pro Tasse. Trinken Sie 2 bis 3 Tassen pro Tag.

01.7 HAUT UND HAAR

DIE HAUT

Die Haut, als größtes Organ, schützt das Innenleben des Körpers vor der Außenwelt. Egal wie dünn- oder dickhäutig wir sind, unsere Haut besteht immer aus drei Schichten der Ober-, Leder- und Unterhaut. Sie ist durchlässig und in der Lage, Körperflüssigkeiten abzugeben und Reize aufzunehmen, und ist somit für den Kontakt zur Außenwelt verantwortlich.

SCHWEISS

Sprechstunde

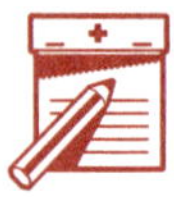

Sie meiden jede Anstrengung aus Angst, der Schweiß könnte Ihnen aus den Poren treten? Keine Sorge, Schwitzen ist gesund und ein Beweis dafür, dass die Temperaturregulation im Körper funktioniert. Wenn Flüssigkeit auf der Haut verdunstet, bedeutet das auch, dass der Organismus gekühlt wird. Wischt man den Schweiß jedoch nicht innerhalb einer angemessenen Frist ab, wird er durch Bakterien zersetzt und entwickelt einen strengen Geruch.

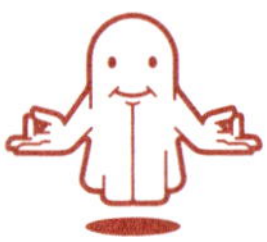

DER GUTE GEIST

Wenn Ihnen Stress und innere Unruhe den Schweiß aus den Poren treiben, sind Entspannungsübungen und autogenes Training das Richtige für Sie.

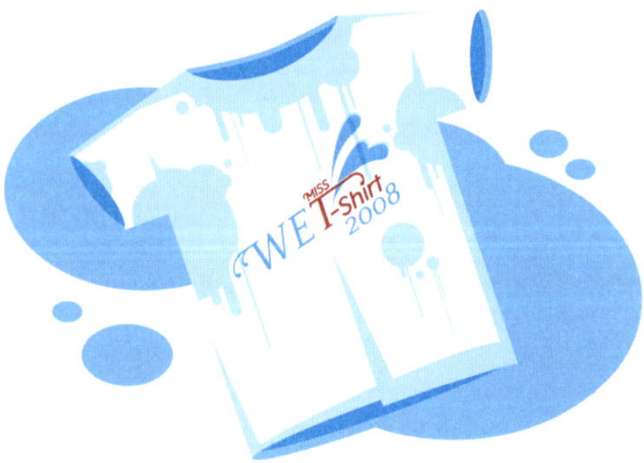

Äußere Anwendung

Trennen Sie sich von Ihrer Achselbehaarung und verwenden Sie anschließend nur milde Deodorants. Waschen Sie den Körper regelmäßig nach dem Duschen mit einer Mischung aus 2 1/2 Deziliter Apfelessig und der gleichen Menge Wasser. Besonders die Achselhöhlen. Das neutralisiert den Geruch. Hier darf legal geschwitzt werden: Regulieren Sie Ihren Schweiß durch regelmäßige Saunabesuche. Die Sauna ist ein prima Ort für ein Schweißdrüsentraining.

Innere Anwendung

Kaffee oder scharfe Speisen können regelrechte Hitzewallungen auslösen und sollten vor allem im Sommer gemieden werden. Verzichten Sie auf Wurst und Fleisch zugunsten von Früchten und Gemüse. Es muss nicht immer ein T-Bone-Steak sein, eine gegrillte Zucchini schmeckt auch vorzüglich. Eiskalte Getränke bringen nur für den ersten Augenblick einen Abkühlungserfolg, anschließend verursachen sie ein übles Nachschwitzen. Trinken Sie 2 bis 3 Tassen Salbeitee pro Tag.

WARNUNG

Falls Sie ohne Hitzeeinfluss oder körperliche Anstrengung stark ins Schwitzen geraten und der Schweiß scharf riecht, gleich nachdem er aus den Poren getreten ist, sollten Sie einen Arzt aufsuchen.

HAUTALTERUNG

Sprechstunde

Auf den Zustand der Haut werden wir meist im Zusammenhang mit Falten und Fältchenbildung aufmerksam. Ab einem gewissen Alter lässt die Elastizität sichtbar nach, und die Haut nimmt weniger Feuchtigkeit auf. Das führt zu Trockenheit, Rissen, Juckreiz und manchmal sogar zu Entzündungen.

Äußere Anwendung

Das ist gut für die Blutzirkulation: Bürsten Sie den Körper mit einer weichen Bürste oder einem Schwamm von Fuß bis Kopf. Beginnen Sie mit den Fußsohlen und beenden Sie die Bürstenmassage am Hals. Anschließend legen Sie sich in ein Bad mit dem Zusatz Ihrer Wahl, und Sie fühlen sich frisch und entspannt wie nie. Grüntee-Tonic wirkt belebend, glättend und stärkt die Widerstandskraft der Haut. Was will man mehr! Füllen Sie ein sauberes Fläschchen halb mit bio-

GESUND UND SCHÖN

Pfirsiche gelten in China als Symbol der Unsterblichkeit und erhalten auch Menschen in westlichen Gefilden jung und schön. Mit anderen Worten, wer eine Haut möchte wie ein Pfirsich, sollte pro Tag mindestens ein Pfund davon zu sich nehmen. Auch Granatäpfel dienen der Schönheit. Wer sie aus Rücksicht auf Hemd oder Bluse nicht auslöffeln mag, kann genauso gut ihren Saft trinken.

logischem Grüntee und halb mit kaltem Wasser. Tupfen Sie das Grünteewasser nach der Reinigung auf das Gesicht und lassen Sie es kurz einwirken. Danach können Sie Ihre gewohnte Tagespflege auftragen. Ein Fläschchen Grüntee-Tonic ist etwa eine Woche im Kühlschrank haltbar. Um der Faltenbildung entgegenzuwirken, massieren Sie das Gesicht zweimal pro Woche mit einer Mischung aus 3 Esslöffeln Olivenöl und 1 Esslöffel Zitronensaft.

Innere Anwendung

Mit einer gesunden Ernährung kann man auch in Sachen Hautalterung den Lauf der Dinge etwas aufhalten. Folgende Nahrungsmittel sind besonders zu empfehlen: „Rote Kirschen ess ich gern, schwarze noch viel lieber …" Von Kirschen ist bekannt, dass sie das Bindegewebe stärken und schädliche Enzyme bekämpfen. Aber auch Äpfel, Ananas, Avocados, Brokkoli, Kiwis, Mandarinen, Melonen, Möhren, Paprika, Papayas und Tomaten liefern allesamt die hautglättenden und -straffenden Vitamine A und C. Trinken Sie pro Tag mindestens zwei Liter Wasser. Man kann es nicht oft genug erwähnen.

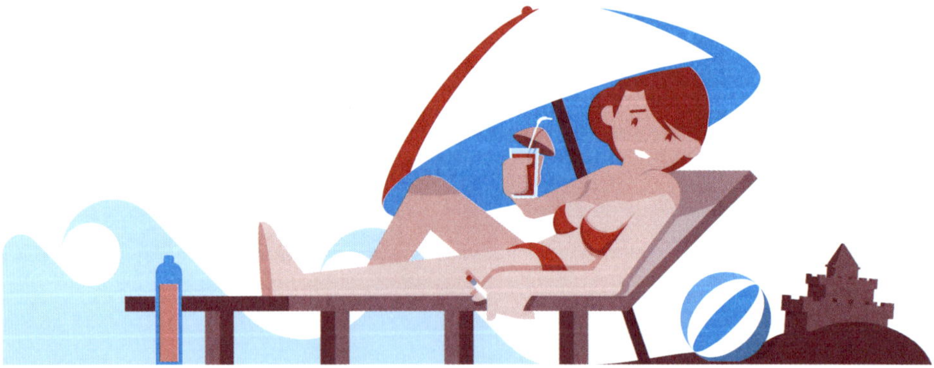

Prävention

Nikotin, Alkohol und zu viel Sonnenbestrahlung lassen die Haut frühzeitig altern – das ist nichts Neues, aber erwähnt sein will es trotzdem. Und dass die Haut erholter aussieht, wenn sie genügend Schlaf bekommt, ist auch kein Ammenmärchen.

TROCKENE HAUT

Sprechstunde

Ihre Haut kann es mit jedem mittelalterlichen Pergamentpapier aufnehmen. An Wangen und Kinn bilden sich kleine Trockenheitsfältchen. Mit anderen Worten: Die Haut verfügt über zu wenig Feuchtigkeit. Das verursacht ein Spannungsgefühl oder sogar Juckreiz.

Äußere Anwendung

Fürs Gesicht: Die gute alte Gurkenmaske wirkt trotz ihrer Konkurrenz aus tausend hübschen Döschen immer noch hervorragend als feuchtigkeitsspendende Sofortmaßnahme. Und eine Bananen-Quark-Mischung schmeckt nicht nur zum Frühstück, sondern beruhigt trockene und gereizte Haut. Allerdings sollte die Mischung aus 1 Banane und 4 Esslöffeln Quark selbst angefertigt werden und nicht aus dem Kühlregal Ihres Supermarkts stammen. Die Avocado verhilft strapazierter Haut zu neuer Geschmeidigkeit. Vermischen Sie das Fruchtfleisch einer reifen Avocado mit 1 Teelöffel Sonnenblumenöl und einem Teelöffel Joghurt. Das Ganze pürieren, auftragen und eine Viertelstunde einwirken lassen. Die Jojobasamen enthalten ein flüssiges Wachs (bekannt als Jojobaöl), das die Haut vor Austrocknung schützt, ohne einen Fettfilm zu hinterlassen. Das Wachs ist zudem leicht entzündungshemmend, was bei gereizter Haut besonders angenehm ist. Trockenheitsfältchen kommt man auch mit Aloesaft bei. Geben Sie in einen halben Liter warmes Wasser 1 Esslöffel Aloesaft und waschen Sie Ihr Gesicht abends nach der Reinigung nochmals damit ab. Kurz einwirken lassen und mit warmem Wasser abspülen.

Es muss nicht immer Eselsmilch sein. Oder doch? Was Sisi und Kleopatra recht war, wird für Sie vielleicht nicht billig – doch der Mythos vom wunderbaren Schönheitsbad in Eselsmilch hält sich standhaft, und noch heute werden Produkte mit Eselstutenmilch angeboten.

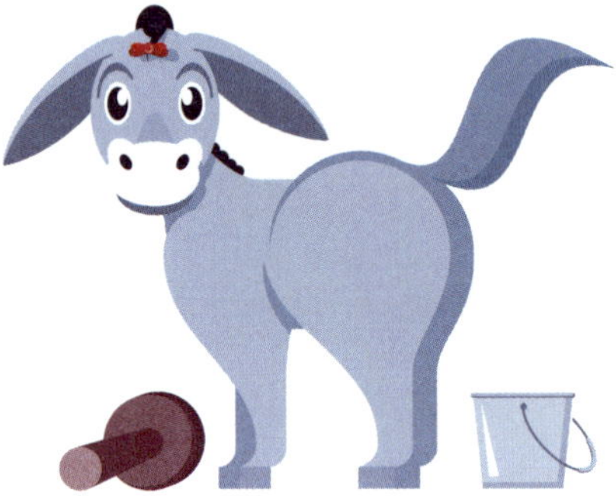

Dabei funktioniert die Hautpflege auch mit Kuhmilch.
Eine hautberuhigende Mischung fürs Bad lässt sich mit 50 Gramm Kuhmilchpulver und etwa 6 Tropfen Lavendelöl herstellen. Raue und trockene Hautstellen heilt man mit einer Bademischung aus einem Liter Milch und einer Tasse Speiseöl. Beides ins Badewasser geben.
Und wenn's juckt: Ein Hafermehlbad wirkt wohltuend und beruhigt die gereizte Haut. Dazu 200 Gramm Hafermehl mit 10 Tropfen ätherischem Lavendelöl vermischen und ins lauwarme Badeöl geben. Anschließend nicht abduschen. Insgesamt sollte man nie länger als 15 bis 20 Minuten baden. Trockene, schuppige Hautstellen lassen sich mit einem weichen Schwamm oder einer Bürste entfernen. Massieren Sie nach einem lauwarmen Bad Olivenöl und Mandelöl in die noch feuchte Haut ein. Eine wohlduftende Mischung ergeben z. B. 50 Milliliter Mandelöl und 1 Teelöffel Zitronensaft.
Benutzen Sie einen Luftbefeuchter und lüften Sie die Räume, in denen Sie sich aufhalten, regelmäßig. Verwenden Sie rückfettende Badezusätze und Seifen.

Innere Anwendung

Täglich ein Esslöffel Leinsamenöl fördert die Fettzunahme. Keine Angst, nur die der Haut! Trinken Sie genügend Wasser. Kräutertees und Säfte sind gut für den Körper und somit auch für Ihre Haut.

Prävention

Trockene Haut reagiert sensibel auf trockene Luft und klimatisierte Räume. Überheizte Räume sind vor allem während der kalten Jahreszeit zu meiden.
Vermeiden Sie austrocknende Seifen und Gesichtsreiniger mit Alkohol. Verwenden Sie zur Reinigung warmes Wasser.

FETTIGE HAUT

Sprechstunde

Bleiben wüste Fettspuren zurück, wenn Sie sich ein Blatt Haushaltspapier auf die Wange drücken? Fettige Haut ist meist auf eine Überproduktion der Talgdrüsen zurückzuführen, die zu viel Hautfett produzieren. Oft ist sie auch etwas unrein und sollte deshalb gut gereinigt werden.

Äußere Anwendung

Tränken Sie einen Bund Petersilie in einem Viertelliter lauwarmem Wasser. Eine Stunde ziehen lassen und anschließend die Haut damit waschen. Reiner Zitronensaft ist für Menschen, die unter fettiger Haut leiden, ein adäquates Gesichtswasser. Aber nicht zu nahe an die Augen damit! Joghurt-Reiniger: Geben Sie zu einem Esslöffel Naturjoghurt etwas Zitronensaft und ein paar Tropfen Rosmarinöl zur Belebung, und schon ist die Reinigungsmaske fertig. Zwei, drei Minuten lang einmassieren und mit lauwarmem Wasser abwaschen.

TROSTPFLASTER

Mit Trockenheitsfältchen haben Sie nicht zu kämpfen, das ist doch auch schon etwas!

AUFGESPRUNGENE UND TROCKENE LIPPEN

Sprechstunde

Die Lippen sind aufgesprungen, schmerzen und weisen blutige Risse auf. Die Ursachen sind meist Wind und Wetter, zu viel Sonne und zu wenig Flüssigkeitsaufnahme.

Äußere Anwendung

Wenn's schon zu spät ist, reiben Sie die Lippen mit Mandelöl oder Honig ein. Auch Zwiebelsaft kann helfen. Wobei diese Anwendung nicht unbedingt vor dem ersten Rendezvous zu empfehlen ist.

Prävention

Gegen aufgesprungene Lippen hilft vorbeugend ein Lippenfettstift oder Lippencreme. Insbesondere im Winter und unter starkem Sonneneinfluss sollte man darauf achten, dass die Lippen gut eingefettet sind. Das neuste Chanel-Rot fällt leider nicht unter die Kategorie deckender Fettstift. Manchmal muss eben Vernunft über Schönheit siegen. Sind die Lippen nicht nur rissig, sondern auch noch von kleinen Bläschen befallen, dürfte Sie der Eintrag zu *Fieberbläschen,* Seite 59, interessieren.

AKNE

Sprechstunde

Der morgendliche Blick in den Spiegel bringt die unangenehme Offenbarung: Am Kinn, auf der Nase und der Stirn sind über Nacht unschöne rote Hauterhebungen gewachsen. Noch verfügen Sie über eine einheitliche Färbung. Das wird sich zwar schnell ändern, aber leider nicht schnell genug. So muss man warten, bis sich der weiße Punkt in der Mitte zeigt und man Hand anlegen darf. Am häufigsten tritt Akne in der Pubertät und im frühen Erwachsenenalter auf. Die Hautunreinheiten können aber auch einfach durch Wetterwechsel, eine veränderte Hormonsituation, z. B. in der Schwangerschaft, Stress oder bestimmte Pflegemittel hervorgerufen werden.

Äußere Anwendung

Tragen Sie etwa zweimal pro Woche eine Quarkmaske (Magerquark) auf. Das beruhigt die Haut. Nach einer Viertelstunde abspülen. Betupfen Sie die Akne morgens und abends mit Kohlsaft. Drücken Sie einen Pickel erst dann aus, wenn sich ein weißer Eiterpunkt gebildet hat.

PICKEL AUSDRÜCKEN IN 8 SCHRITTEN

01. Gesicht waschen und, wenn vorhanden, Make-up entfernen.
02. Ein Dampfbad mit Kamillenblüten öffnet die Hautporen. Danach lassen sich die Pickel besser ausdrücken.
03. Waschen Sie Ihre Hände, um Infektionen zu vermeiden.
04. Sterilisieren Sie eine Nadel mit Desinfektionsmitteln.

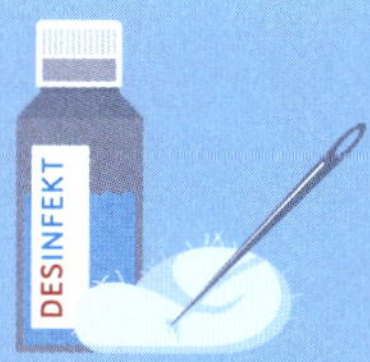

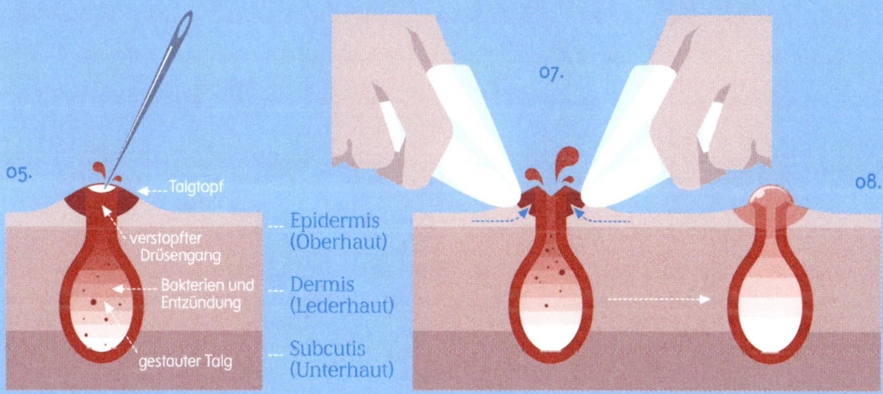

05. Stechen Sie den Pickel auf. Nur ganz oben, und nicht zu tief reinstechen.
06. Umwickeln Sie Ihre Hände mit einem Kosmetiktuch.
07. Drücken Sie nun seitlich unter dem Pickel zu.
08. Sobald durchsichtige Flüssigkeit oder Blut aus dem Pickel perlt, sollten Sie die Operation abbrechen.

WARNUNG

Halten Sie sich zurück mit dem Ausdrücken von Mitessern und Eiterpickeln. Sie können nach innen platzen, was zu Entzündungen und Narben führen kann. Bei sehr starker Akne ist es von Vorteil, einen Arzt aufzusuchen, da die Gefahr der Narbenbildung besteht. Schminken Sie sich nicht, und halten Sie sich oft an der frischen Luft auf.

Innere Anwendung

Trinken Sie Blutreinigungstees, die Sie als Fertigmischung in der Apotheke erwerben können. Und achten Sie auf eine geregelte Verdauung. Essen Sie während einiger Wochen Weintrauben zum Frühstück und zum Abendessen. Falls das nichts nützt, haben Sie durch den Genuss der süßen Beeren zumindest Ihr Nervensystem unterstützt.

Prävention

Genießen Sie vitaminreiches, fettarmes Essen, eigentlich fast alles, was nicht auf den Grillrosts der Schnellimbissketten brutzelt. Verzichten Sie auf Kaffee, Schwarztee und Alkohol. Erlaubt sind natriumarmes Wasser und Kräutertee.

ALTERSFLECKEN

Sprechstunde

Plötzlich sind Wangen, Hände und Dekolleté mit braunen Flecken übersät. Was an Pippi Langstrumpf ganz possierlich aussieht, wird ab einem gewissen Alter nicht mehr als Sommersprossen, sondern als Altersflecken wahrgenommen.

Innere Anwendung

Mischen Sie sich eine Antifleckenmaske. Dazu benötigen Sie 2 Eier, 1 Esslöffel Ihrer Hautcreme und 1 Teelöffel Bittersalz. Schlagen Sie die Eier zu einer schaumigen Masse und mischen Sie die restlichen Zutaten darunter. Danach wird die Masse auf die Hautflecken aufgetragen und muss ca. 10 Minuten einwirken. Mit warmem Wasser abwaschen. Diese Behandlung wird so lange fortgesetzt, bis die Altersflecken verschwinden, zumindest nicht mehr so gut sichtbar oder keine Eier mehr im Kühlschrank sind. Verschiedene Obstsorten empfehlen sich zum Einreiben: beispielsweise Papayas. Reiben Sie täglich die Haut mit einem kleinen Stück Papaya ein. Den Rest der Frucht dürfen Sie essen. Falls die Flecken nicht verschwinden, so haben Sie zumindest etwas für Ihre Gesundheit getan. Denn Papayas unterstützen die Darmflora, kurbeln den Stoffwechsel an und wirken verjüngend. Was will man mehr. Massieren Sie die Flecken dreimal täglich mit frischem Zitronensaft ein. Zitronensäure hellt die Flecken auf und verjüngt die Hautschichten.

Innere Anwendung
Essen Sie vermehrt Fisch und Vollkornbrot.

Prävention
Die sogenannten Altersflecken sind eigentlich nichts anderes als Sonnenflecken. Und diesen kann man in jungen Jahren bestens vorbeugen, indem man sich nicht zu heftig und ungeschützt den UV-Strahlen aussetzt. Sind schon Flecken vorhanden, sollten Sie an den betroffenen Stellen unbedingt einen Sunblocker verwenden, um noch mehr Fleckenbefall zu vermeiden.

WARNUNG
Zeigen Sie Ihre neuen Leberflecken in regelmäßigen Abständen einem Dermatologen, um sicherzugehen, dass es sich tatsächlich nur um Altersflecken handelt.

HAUTENTZÜNDUNGEN

Sprechstunde
Die Haut ist gerötet, juckt und nässt, so dass Sie die Wände hochgehen: Sie leiden unter einer Hautentzündung, auch unter dem Namen Ekzem bekannt.

Äußere Anwendung
Vermantschen Sie Tomaten zu einem Brei und streichen Sie ihn auf die betroffene Stelle. Bei feuchten Ekzemen: Kochen Sie einen Liter Wasser mit 2 Kaffeelöffeln Schwarztee. Lassen Sie ihn abkühlen, tränken Sie ein Baumwolltuch (Windel) darin und legen Sie es auf die betroffenen Stellen. Autlagen können auch mit Eichenrinde gemacht werden.
Großmutters Tipp: Ein Teeaufguss aus getrockneten Walnussblättern hilft äußerlich gegen Hautentzündungen und übermäßige Schweißabsonderung. Aber wirklich nur äußerlich anwenden!

WARNUNG
Hinter dem Stichwort *Hautentzündung* können sich allerlei üble Hautkrankheiten wie Schuppenflechte, Krätze oder Gürtelrose verbergen. Es ist daher von Vorteil, einen Arzt zu Rate zu ziehen. Besonders wenn die Symptome sich nicht eindämmen lassen.

Innere Anwendung

Meiden Sie Schweinefleisch und Salz. Essen Sie Müsli und viel Obst und Gemüse, um den Darm zu aktivieren. Trinken Sie viel. Am besten schon morgens nach dem Aufstehen zwei Gläser warmes Wasser. Gegen Hautrötungen soll der Genuss von Erdbeeren hilfreich sein. Aber Vorsicht, manche Menschen reagieren allergisch auf die schmackhafte rote Beere.

Prävention

Manche Hautentzündungen werden durch Haushaltschemikalien wie Abwaschmittel, Waschmittel oder Haarfärbemittel verursacht. Tragen Sie im Zweifelsfall Handschuhe (nie länger als eine Viertelstunde und am besten welche, die mit Baumwolle gefüttert sind), wenn Sie mit diesen Mitteln hantieren.

HAUTPILZ

Sprechstunde

Es juckt an einer bestimmten Körperstelle, und es bilden sich kleine Pickel. Bei Rötungen, Schuppungen, kreisrunden juckenden und entzündeten Flecken an vereinzelten Stellen Ihres Körpers kann es sich um einen Hautpilz handeln.

Äußere Anwendung

Kühle Waschungen mit Kamillentee stillen den Juckreiz etwas.

Innere Anwendung

Anstelle von Kaffee gibt es für Sie zum Frühstück einen Ringelblumentee.

Prävention

Wichtig ist auch hier eine gesunde Ernährung. Das bedeutet: keinen Zucker, keine Hefe, keinen Kaffee, keinen Alkohol und auch keinen Essig, weder im Salat noch sonst wo.

WARNUNG
Pilzerkrankungen sollten in jedem Fall einem Arzt vorgeführt werden.

ABSZESSE UND FURUNKEL

Sprechstunde

Am Rücken oder am Gesäß hat sich ein großer eitriger Pickel gebildet. Abszesse und Furunkel entstehen dadurch, dass die Haut mit Bakterien infiziert wurde. Die Bakterien gelangen über die Haarkanäle zum Haarbalg, richten sich an selbiger Stelle ein und beginnen mit dem Wachstum. Späterentsteht Eiter, der sich unter der Hautoberfläche ansammelt. Je mehr Eiter entsteht, desto größer wird die Wahrscheinlichkeit, dass sich ein ansehnlicher Furunkel bildet. Die begehrtesten Standorte von Furunkeln sind: Achselhöhlen, Leistengegend, Gesäß, Nacken und Gesicht.

Äußere Anwendung

Weißkohl hemmt die Entzündung. Klopfen Sie einige Blätter des Gemüsekopfes weich und legen Sie die Blätter auf die Infektion. Erwärmen Sie Zwiebelringe und legen Sie diese auf den Furunkel. Machen Sie Kompressen mit warmer Milch. Geben Sie drei- bis viermal täglich Ringelblumensalbe auf die betroffene Stelle. Oder bestreichen Sie den Furunkel mehrmals täglich mit einem Teil Salbeiöl und fünf Teilen Jojobaöl.

WARNUNG

Quetschen Sie nicht selbst an Furunkeln im Gesicht herum. Furunkel erkennen Sie daran, dass in der Mitte ein Haar herauswächst. Außerdem sind sie schmerzhafter als normale Pickel. Ein Furunkel darf nicht ausgedrückt werden.
Warten Sie immer, bis er von selbst platzt. Bilden sich Erhebungen auf Nase und Wangen, sollten Sie einen Arzt aufsuchen.

DAS HAAR

Die schönen Haare der Mama, aber auch das lichte des Papas werden zum Glück oder Unglück direkt an die Nachkommenschaft weitervererbt. Trotzdem ist natürlich jeder seines Glückes Schmied und hat es durchaus in der Hand, das äußerliche Erscheinungsbild zu seinen Gunsten zu retouchieren. Frisierte Haare werden dazu eingesetzt, Charakter und Persönlichkeit nach außen zu tragen, sie sollten also gesund und schön sein.

STRAPAZIERTES HAAR

Sprechstunde

Sie wünschen sich so langes, seidiges Haar wie Rapunzel? Eine dichte lockige Mähne wie der Prinz im Märchen? Stattdessen erinnert Ihre Haarpracht an einen Mopp, oder es kleben traurige Strähnen träge an der Kopfhaut. Schönes Haar will regelmäßig gepflegt sein. Verwenden Sie immer natürliche Shampoos ohne synthetische Waschsubstanzen. Kräuterspülungen machen das Haar seidig und gut kämmbar.

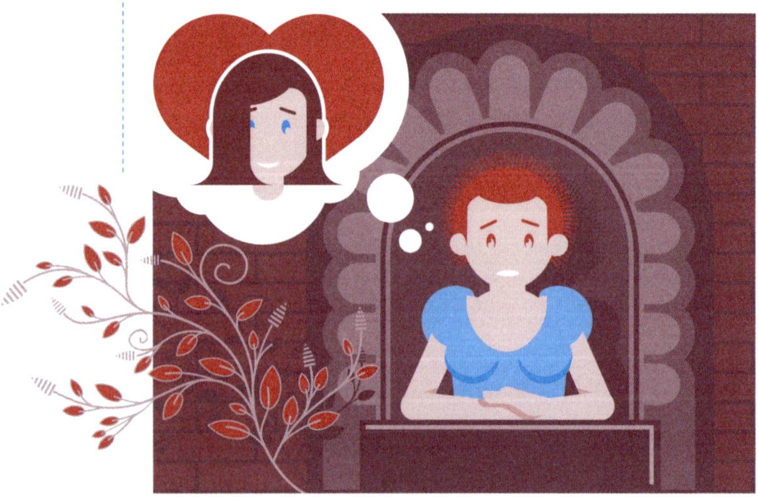

Äußere Anwendung

Von jetzt an richtig! Beim Haarewaschen wird zuerst die Kopfhaut angefeuchtet und mit den Fingerspitzen etwas Shampoo einmassiert. Dann spült man das Shampoo mit lauwarmem Wasser wieder aus. Nicht zwanzigmal, meistens reicht einmal. Die perfekte Haarreinigung: Geben Sie 3 Eigelb in eine kleine Schüssel, gut verquirlen und danach mit einem Pinsel aufs Haar auftragen. Lassen Sie die Eierpaste ein paar Minuten einwirken, bis die Masse antrocknet. Nicht vergessen, das Eigelb anschließend wieder auszuspülen. Essig lässt die Haare glänzen. Geben Sie 1 Tasse Apfelessig in 1 Liter lauwarmes Wasser und spülen Sie damit die Haare aus. Dunkles Haar erhält einen schönen Farbton, wenn Sie es nach der Wäsche mit einer Schwarztee-Spülung pflegen. Für feines Haar gilt: Weniger ist mehr. Seidenfädchen möchten nicht jeden Tag gewaschen werden. Pflegekuren immer gut ausspülen!

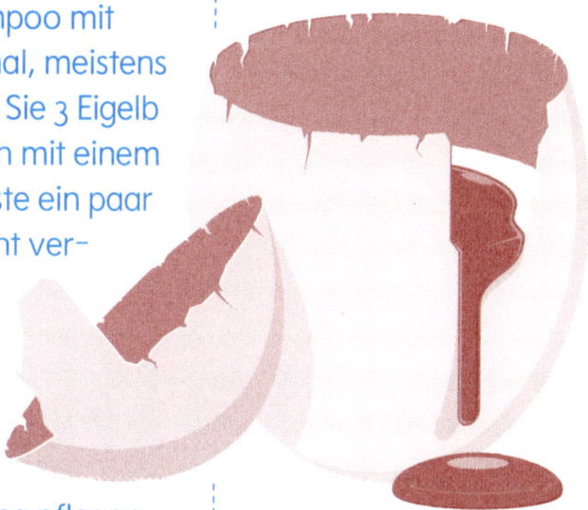

Innere Anwendung

Eine gesunde Ernährung sorgt für gesundes, kräftiges und glänzendes Haar. Das A und O: Vitamin B. Vitamin-B-Mangel führt unweigerlich zu Haarausfall. Essen Sie Vollkornprodukte, Hülsenfrüchte, Fisch und Eier. Verzichten Sie auf eiweißarme Diäten und zu viel tierisches Fett.
Knabbern Sie stattdessen Nüsse und Sonnenblumenkerne. Der Hirsebrei mag etwas aus der Mode gekommen sein, aber Hirse sorgt tatsächlich für schöne Haare, starke Nägel und eine gesunde Haut.

FETTIGES HAAR

Sprechstunde

Ihr Haar ist strähnig und glänzt, als hätten Sie es in Frittieröl gebadet. Offenbar produziert die Kopfhaut zu viel Talg.

WARNUNG

Entfettende Shampoos bewirken das Gegenteil. Der Körper registriert die Entfettung mit Missbilligung, und die Talgdrüsen reagieren böse und gemein, nämlich mit einer erhöhten Fettproduktion.

Äußere Anwendung

Bürsten Sie Ihr Haar täglich. Auf diese Weise reduziert sich die Fettproduktion innerhalb eines halben Jahres (schneller geht's leider nicht). Cremes und Lotions sind die falsche Pflege für leicht fettendes Haar. Geben Sie stattdessen etwas Zitronensaft in 1 Liter warmes Wasser und spülen Sie damit die Haare aus. Erstens glänzen sie danach und sind zweitens weniger fettig. Teebaumöl hilft sowohl gegen fettiges Haar als auch gegen Schuppen. Geben Sie 20 bis 30 Tropfen in ein pH-neutrales Shampoo.

SCHUPPEN

Sprechstunde

Leise rieselt der Schnee … was zur Folge hat, dass Sie sämtliche schwarzen Rollkragenpullover aus Ihrem Kleiderschrank verbannen. Schuppen sind mehrheitlich auf Männerkragen zu finden und, wenn keine Pilzerkrankung vorliegt, eigentlich nur ein Zeichen dafür, dass sich die Kopfhaut erneuert und die alten Hautzellen abgestoßen werden. Unterschieden wird zwischen trockenen Schuppen, welche klein und weiß sind, und fettigen Schuppen, die groß und gelblich auf dem Kragen leuchten.

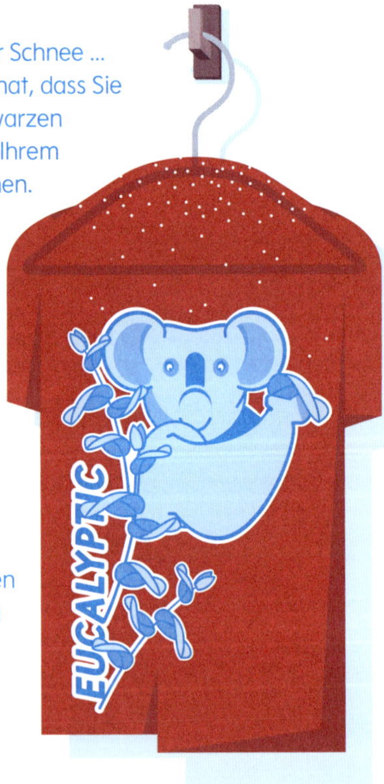

Äußere Anwendung

Waschen Sie die Haare nie zu heiß, sonst trocknet die Kopfhaut zusätzlich aus. Achten Sie darauf, dass keine Shampoo-Rückstände bleiben. Verwenden Sie zum Waschen keine Seifen. Apfelessig-Spülungen helfen, den natürlichen pH-Wert der Kopfhaut zu erhalten. Es gibt zahlreiche wirksame Shampoos aus der Apotheke. Bei trockenen Schuppen hilft Huflattich-Shampoo, bei fettigen Weidenteer-Shampoo. Das riecht zwar nicht besonders gut, wirkt aber. Die Kopfhaut pflegt man mit einem Eukalyptus-, Rosmarin- und Lavendelöl. Das beseitigt schuppenverursachende Pilze. Eine halbe Tasse Hamameliswasser mit je 20 Tropfen des Öls mischen und täglich einen Esslöffel der Mischung in die Kopfhaut einmassieren. Immer gilt: Nach dem Waschen das Haar nicht zu heiß föhnen. Falls keine arktischen Temperaturen herrschen, lassen Sie das Haar ruhig mal an der Luft trocknen.

Prävention

Wen wundert's, auch ein ausschweifender Lebenswandel soll die Schuppenbildung fördern. Für Sie heißt das übersetzt: Viel Schlaf und kein Fastfood.

WARNUNG

Starker, anhaltender Schuppenbefall kann auch ein Hinweis auf eine Hautkrankheit sein (z. B. Schuppenflechte) und sollte von einem Arzt behandelt werden.

TROCKENES HAAR

Sprechstunde

Ihr Haar steht ab wie eine Klobürste und ist kaum zu bändigen. Vielleicht haben Sie von Natur aus eher trockenes Haar, vielleicht liegt das aber auch an den arg vielen Farbbehandlungen, die das Haar zusätzlich strapazieren.

Äußere Anwendung

Auch trockenes Haar wird durch tägliches Bürsten geschmeidiger. Machen Sie es wie die Römerinnen. Pflegen Sie Ihr Haar mit einer Packung aus Oliven- oder Kokosöl. Gut einwirken lassen und anschließend ausspülen. Der Trick klappt auch, wenn man nur die Haarspitzen mit Olivenöl einreibt und über Nacht einwirken lässt. Nicht vergessen, einen Turban ums Haupt zu wickeln, sonst wird Ihr Kopfkissen bald etwas ranzig. Eine Packung aus einem Eigelb und drei Esslöffeln Olivenöl macht die Haare ebenfalls geschmeidiger und gibt ihnen zusätzlich Spannkraft. Lassen Sie die Maske 20 Minuten einwirken, anschließend ausspülen.

HAARAUSFALL

Sprechstunde

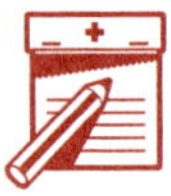

Was für ein Schrecken! Ein paar Bürstenstriche, und im Waschbecken liegen hundert Haare. Die Frisur lichtet sich, und allmählich beginnt die Kopfhaut unter den Locken durchzuschimmern. Ob man unter Haarausfall leidet, ist manchmal schwierig zu beurteilen. Manche Menschen verlieren im Frühling mehr Haare als im Winter, und andere lassen mehr Haar, wenn sie unter Stresssituationen leiden. Doch es gibt noch weitere Gründe, z. B. eine Schilddrüsenunterfunktion, zu geringe Nährstoffaufnahme oder hormonelle Veränderungen oder sogar Störungen. Bilden sich kreisrunde kahle Stellen, spricht man von „kreisrundem Haarausfall". Ist der ganzen Kopf betroffen, würde das unter die Kategorie „diffuser Haarausfall" fallen.

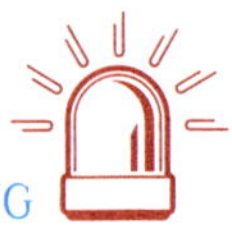

WARNUNG
Bei starkem und anhaltendem Haarausfall sollten Sie einen Arzt konsultieren.

Für den Hypochonder

In der Regel gilt, dass der Mensch pro Tag an die hundert Haare verliert. Zählen Sie mehr Haare im Kamm, oder sind die ersten Anzeichen einer Kahlstelle auf Ihrem Kopf sichtbar, dann leiden Sie tatsächlich unter Haarausfall.

Äußere Anwendung

Die zweifelhaften Methoden:

Gegen Haarausfall kursieren so manche abstruse Rezepte. Ob Sie sie ausprobieren möchten, bleibt Ihnen überlassen. Zum Beispiel wird empfohlen, die kahlen Stellen mit Knoblauchsaft einzureiben oder mit einem Sud aus Zwiebeln und Branntweinessig auszuwaschen. Unkomplizierter erscheint es, die Kopfhaut mit zwei Zwiebelhälften einzureiben und auf den Erfolg zu warten. Etwas arbeitsaufwendiger ist diese Anwendung: Verbrennen Sie die Kerne von 1 Kilogramm Pflaumen. Die Asche mit 1 1/2 Tassen Wasser aufschwemmen, die Brühe auf die Kopfhaut auftragen und einwirken lassen.

Die angenehmen Methoden:
Ätherische Öle wie z. B. Rosmarin- oder Lavendelöl mit destilliertem Hamameliswasser mischen und in die Kopfhaut massieren. Diese Mischung stimuliert, insbesondere wenn sie von einer Zweitperson einmassiert wird. Nach Möglichkeit einmal täglich. Massieren Sie ein- bis dreimal wöchentlich einige Tropfen Aloe-Vera-Saft sanft in die Kopfhaut ein. Nicht ausspülen. Apropos Stimulation: Die Blutzirkulation bringt man natürlich auch mit Sport, Fahrradfahren und Aerobic wieder in Gang. Auch eine morgendliche kurze Kaltwasserdusche aufs bare Haupt regt die Zirkulation an. Ist der Haarausfall stressbedingt, so gilt es diesen zu minimieren (siehe *Stress*, Seite 140).

Innere Anwendung

Achten Sie auf Vollwert- und Rohkost. Als haarwuchsfördernde Nahrungsmittel gelten Lachs, Thunfisch, Makrelen, Sardinen und Eier. Vegetariern sei zum Trost vermeldet: Auch der Genuss von Tofu sorgt für dichtes Haar.
Eine tägliche Anwendung von Gelatinepräparaten aus dem Reformhaus kann sich durchaus positiv auswirken. Für die Dame: Frauen in den Wechseljahren sollten zudem darauf achten, dass sie genügend Eisen zu sich nehmen. Eisenmangel kann zu Haarausfall führen.

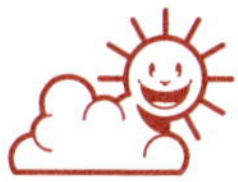

TROSTPFLASTER

Ob Wundermittel wie ungarisches Haarwasser tatsächlich den Haarausfall aufhalten, sei dahingestellt. Die meisten Tinkturen haben jedoch den Vorteil, dass Sie gut riechen und Herren einen feinen Touch von Cary-Grantness verleihen. Und dafür lohnt sich die Investition ins Räubergeschäft allemal.

Fiese Allergien

Allergien sind Unverträglichkeitsreaktionen auf gewisse Nahrungsmittelbestandteile, Blütenpollen, Hausstaub usw. Das Immunsystem wehrt sich heftig gegen die fremden Substanzen, was mit einer allergischen Reaktion des Körpers quittiert wird.

HEUSCHNUPFEN

Jedes Jahr zur gleichen Zeit: Die Augen sind rot, tränen und jucken, die Nase tropft, und an einen Spaziergang unter blühenden Bäumen oder ein Streifen durch wehende Gräser ist gar nicht zu denken. Auslöser für die juckende Nase und die roten Augen sind die Pollen von Bäumen, Sträuchern und Gräsern. Der Körper reagiert zu heftig, das heißt, es werden zu viele Histamine zur Pollenabwehr produziert. Diese Stoffe sind normalerweise dazu da, das Immunsystem zu stärken. Bei einem Allergiker geschieht die Abwehr im Übermaß. Die Folge: Es kommt zu einem starken Schnupfen und möglicherweise sogar zu einem asthmatischen Anfall.

ÄUSSERE ANWENDUNG

Am Mittag ist der Pollenverkehr am dichtesten. Bleiben Sie zwischen 11 Uhr und 14 Uhr möglichst in geschlossenen Räumen. Nach einem Aufenthalt in freier Natur sollten Sie immer die Haare waschen und die Kleidung wechseln. Quälen Sie Ihre Schleimhäute nicht noch zusätzlich mit Nikotin. Nasenduschen mit einer Salzwasserlösung beruhigen die gereizten Schleimhäute. Waschen Sie die gereizten Augen mit Augentrosttee aus. Die Anwendung mehrmals täglich wiederholen. Zur Aromatherapie führen Sie ein Gläschen mit Lavendel-, Melissen- oder Rosenöl mit sich.

Schnuppern Sie regelmäßig daran. Manchen Menschen hilft das, andere hingegen ertragen den Duft gar nicht. Zu empfehlen sind ein paar Tropfen Pfefferminz- oder Eukalyptusöl fürs Badewasser. Und nicht zu vergessen der Allrounder Olivenöl: Massieren Sie die gereizten Naseninnenwände damit. Sollten Sie im Grünen wohnen, verzichten Sie darauf, exzessiv zu lüften. In der Nacht sollten die Fenster geschlossen bleiben, es sei denn, sie sind mit einem speziellen Pollen-Schutzgitter versehen. Ihre Wäsche trocknen Sie lieber nicht unter freiem Himmel. Und außerdem ist eine Sonnenbrille angebracht:
Die macht nicht nur was her, sondern schützt die Augen auch vor umherwehenden Pollen.

INNERE ANWENDUNG

Nehmen Sie morgens einen Teelöffel Apfelessig verdünnt in einem halben Glas Wasser zu sich. Sie tun gut daran, schon einen Monat vor Pollenflug jeden Morgen einen Teelöffel Honig mit Wabe einzunehmen. Trinken Sie außerdem heißen Holundersaft. Das hilft, dem Schnupfen beizukommen. Ebenso dreimal täglich eine Tasse Tee aus Stiefmütterchenkraut, Goldrute und Wacholderbeeren. Süßen Sie den Tee mit Honig aus der Region. Falls Sie Kaffee trinken, so mischen Sie einen Löffel gemahlenen Schwarzkümmel in das Kaffeepulver. Zu meiden sind tierische Eiweiße, Fleisch, Wurstwaren, Eier und Fisch wie auch raffinierter, weißer Zucker. Diese Nahrungsmittel können die Allergie allenfalls verstärken.

PRÄVENTION

Sie brauchen einen zuverlässigen Pollenflugkalender. Finden Sie heraus, auf welche Pollen Sie besonders allergisch reagieren. So können Sie im nächsten Jahr die entsprechenden Maßnahmen ergreifen und das Land rechtzeitig verlassen. Eine attraktive Region für Pollenallergiker ist z. B. das Hochgebirge. Beginnen Sie das Jahr mit einer Magnesiumkur. Zu den magnesiumreichen Nahrungsmitteln gehören Gurken, Kopfsalat und Radieschen.

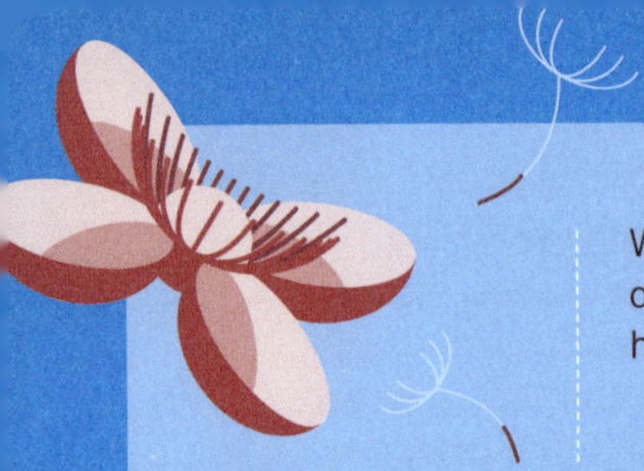

Was dafür spricht, den grünen Salat vor der Hauptspeise nie abzulehnen. Essen Sie einen Pumpernickel. Und Vitamin C hilft, das überschüssige Histamin zu binden.

POLLENFLUGKALENDER

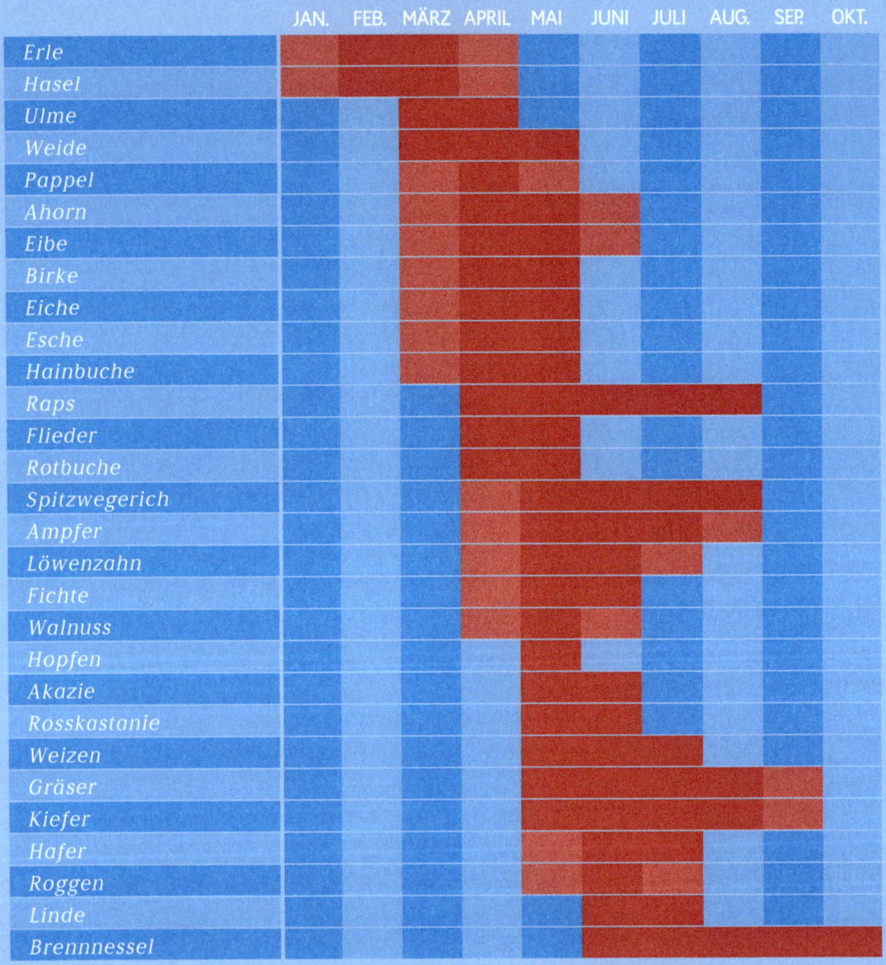

ALLERGISCHE REAKTIONEN BEI HOHER OZONBELASTUNG

Sie fühlen sich müde und matt. Sie haben das Gefühl, dauernd erkältet zu sein, die Schleimhäute sind gereizt. Äußerlich leiden Sie an den gleichen Symptomen wie ein Pollenallergiker, doch die Beschwerden können auch von hohen Ozonwerten ausgelöst werden.

PRÄVENTION

Eine tatsächliche Besserung des Ozonproblems tritt nur ein, wenn wir die Stickoxide reduzieren.

ÄUSSERE ANWENDUNG

Am frühen Nachmittag, so gegen 14 Uhr, sind die Ozonwerte am höchsten. Ziehen Sie sich ins Haus zurück, schließen Sie die Türen und ruhen Sie sich aus. Vermeiden Sie körperliche Anstrengungen am Nachmittag. Die beste Zeit für sportliche Betätigung ist frühmorgens bis 10 Uhr oder nach Sonnenuntergang. Leiden Sie unter ozonbedingtem Kopfschmerz, können Sie die Beschwerden nur lindern oder vermeiden, indem Sie das Haus gar nicht verlassen.

INNERE ANWENDUNG

Trinken Sie viel Wasser und ungesüßten Tee, um die Schleimhäute feucht zu halten.

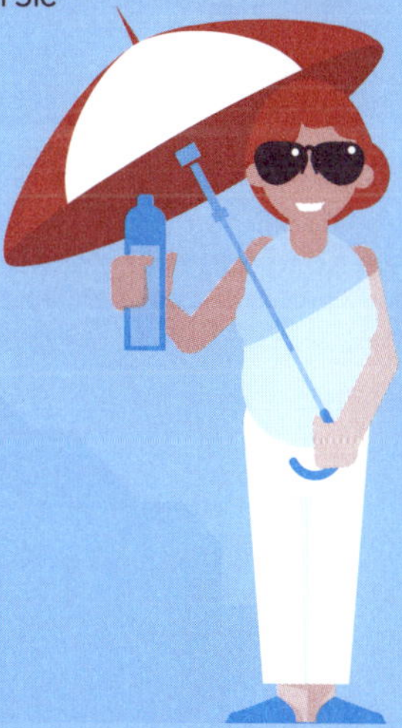

WARNUNG

Kinder bis fünf Jahre sollten bei hohen Ozonwerten nicht ins Freie gehen! Da ihre Lungen im Wachstum sind, könnte das Reizgas zu einer Verzögerung des Lungenwachstums führen.

HAUSSTAUBMILBEN

Sie leiden plötzlich unter Niesanfällen, Atemnot, Schnupfen oder Asthmaanfällen? Sie wachen morgens mit einer verstopften Nase auf und verspüren einen hartnäckigen Juckreiz? Dann kann es sein, dass Sie allergisch gegen Hausstaub sind respektive auf die kleinen, unfreundlichen Tierchen, die sich im Staub eingenistet haben: die Hausstaubmilben. Die mikroskopisch kleinen Wesen fühlen sich überall wohl, wo es warm und feucht ist. Und weil sie sich vorwiegend von Haaren und Hautschuppen ernähren, machen sie es sich besonders gern im Bett bequem: Denn da jede Nacht tüchtig geschwitzt wird, ist es für die Milben auch noch angenehm feucht. Doch der eigentliche Allergie-Auslöser sind nicht die Milben selbst, sondern ihre Hinterlassenschaft. Milbenkot verbindet sich ideal mit Hausstaub und wird durch die Luftzirkulation, insbesondere im Winter, aufgewirbelt, so dass Sie ihn wiederum einatmen.

ÄUSSERE ANWENDUNG

Alle Arten von Bettinhalten mit tierischen Anteilen sind für Sie tabu. Verzichten Sie ebenso auf Kamelhaardecken oder gefiederte Kissen. Wechseln Sie Ihre Matratze einmal jährlich. Alles, worauf Sie liegen, sollte gut waschbar sein. Wechseln Sie die Bettwäsche einmal wöchentlich und waschen Sie das Bettzeug bei mindestens 60° C. Trennen Sie sich von unnötigen Staubfängern (Ihr schweigsamer Partner gehört allerdings nicht dazu). Staubsaugen ist die Königsdisziplin der Hausstauballergiker. Wischen Sie auch glatte Böden regelmäßig. Alles, was sich nicht waschen lässt wie Kuscheltiere usw., gehört für eine Nacht ins Gefrierfach. Die Hausstaubmilbe mag keine Kälte. Halten Sie die Räume so trocken wie möglich. Dazu kann eine Bodenheizung dienlich sein. Bei allen Anstrengungen müssen Sie sich allerdings immer klar darüber sein, dass man Hausstaubmilben niemals ganz loswird.

TIERALLERGIEN

Sie beginnen zu weinen, wenn Sie eine Katze sehen? Es juckt Sie in der Nase, wenn der Nachbar mit dem Kurzhaardackel vorbeischaut? Dann sind Sie allergisch auf die Eiweißbestandteile der Tierhaare. Reißen Sie dem Vierbeiner ein paar Haare aus und besuchen Sie damit Ihren Hautarzt.

ÄUSSERE ANWENDUNG

Meiden Sie die Gesellschaft der entsprechenden Tiere.

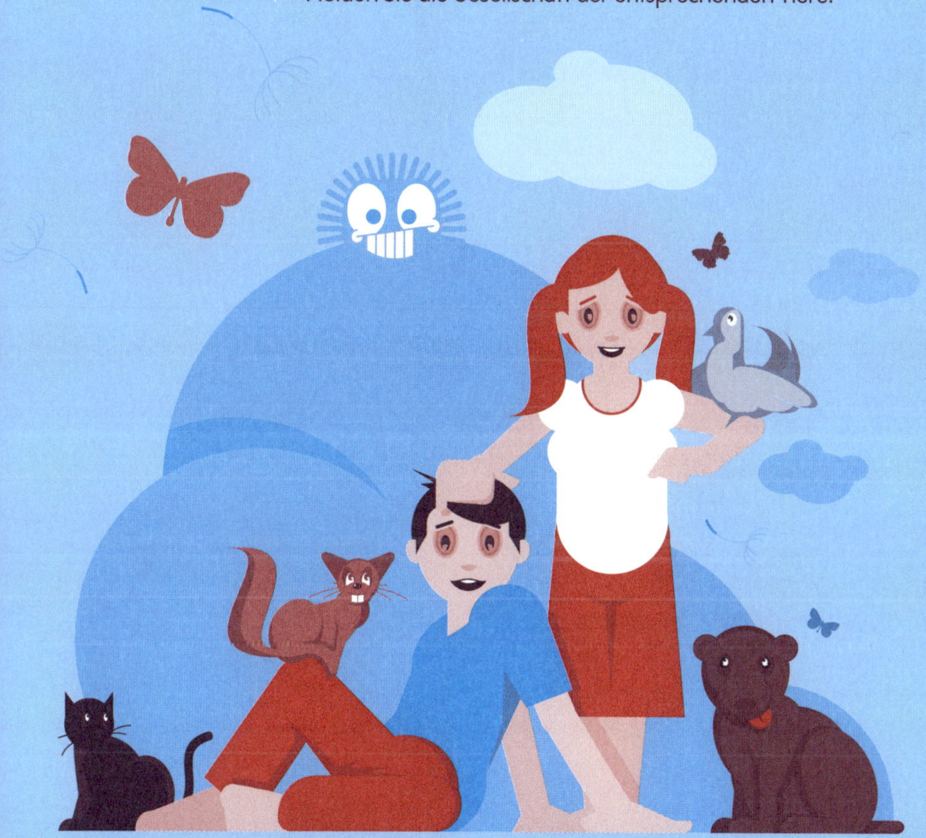

KNOCHEN UND MUSKELN ALLGEMEIN

Die ungezählten Gesundheitsexperten raten dazu, sich körperlich fit zu halten. Und sie haben recht. Die Beschwerde Nummer eins des unsportlichen Vielsitzers ist der gemeine Rückenschmerz, und den gilt es anzugehen. Auf den nächsten Seiten erfahren Sie aber auch, wie man mit etwaigen unangenehmen Folgen körperlicher Ertüchtigung umgeht.

MUSKELKATER

Sprechstunde

Sie haben trainiert, weil Sie Ihrem Körper etwas Gutes antun wollten. Doch jetzt schmerzt jeder Muskel. Zu behaupten, dass Sport Mord ist, wäre etwas vermessen. Aber die körperliche Betätigung bleibt bei mangelndem Training nicht ohne Risiken und kann Unannehmlichkeiten wie Muskelkater verursachen. Zum Schmerz über größere Muskelflächen kommt es, weil den Muskeln ohne vorbereitendes Aufwärmtraining, etwa bei der Ausführung von 120 Liegestützen, mikroskopisch kleine Verletzungen zugefügt werden.

Für den Hypochonder

Muskelkater mag kein wohliges Gefühl sein, aber ist kein Grund, die neu erstandene Sportausrüstung gleich über Ebay zu verscherbeln.

Äußere Anwendung

Machen Sie Pause und lagern Sie die Beine hoch. Danach ist ein Muskelentspannungsbad zu empfehlen. Sollten Sie keine Schmerzlinderung verspüren, müssen weitere Maßnahmen ergriffen werden. In der Regel hilft das, was nach Medizin riecht, gegen Muskelkater und kleine Zerrungen: z.B. Franzbranntwein, Arnikaöl, Pfefferminz- und Mentholöl.
Die Behandlung mit Teebaumöl entspricht einer eher sanften Anwendung: Mischen Sie ein paar Tropfen mit Mandel- oder Olivenöl und massieren Sie damit die schmerzende Stelle.

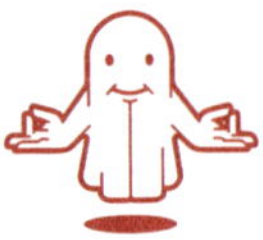

DER GUTE GEIST

Füllen Sie Ihr Duftlämpchen mit entspannenden Ölen wie z.B. Lavendel, Kamille oder Wacholder.

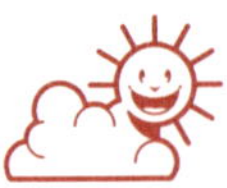

TROSTPFLASTER

Nach etwa drei Tagen verschwindet der Muskelkater wie von selbst.

Auch Mandarinen-Massageöl löst verspannte Muskeln und riecht zudem wunderbar nach Winterzeit. Feuchte Umschläge mit Obstessig machen dem Muskelschmerz den Garaus.

Prävention

Trainieren hilft! In einem gut trainierten Körper wohnt kein Muskelkater. Es sei denn, die Trainingszeit wird von einem Tag auf den anderen erhöht und die Ausführungen intensiviert. Lassen Sie Ihr Lauftraining mit einem lockeren Auslaufen ausklingen. Reiben Sie die Muskeln vor dem Sport mit ein paar Tropfen Teebaumöl ein. Wie Sie vielleicht schon bemerkt haben, hilft Teebaumöl gegen fast alles, von Akne bis Raucherhusten. Aber Vorsicht, das Öl sollte nicht über längere Zeit unverdünnt auf die Haut aufgetragen werden.

MUSKELKRAMPF

Sprechstunde

Wenn Sie mitten in der Nacht aufwachen und einen Muskelkrampf verspüren, kann es sein, dass Ihnen die Mineralien Magnesium, Kalzium oder einfach genügend Flüssigkeit fehlen. Bei einem Muskelkrampf zieht sich der Muskel heftig zusammen, und es entsteht ein äußerst unangenehmer stechender Schmerz.

Äußere Anwendung

Man sollte den Muskel wärmen, um die Durchblutung anzuregen.

Innere Anwendung

Nehmen Sie ein Magnesiumpräparat zu sich und achten Sie künftig auf eine magnesiumreichere Ernährung. Das Mineral findet sich in Naturreis, Nüssen und Vollkornbrot. Ebenso in Bananen, Seelachs und Spinat. Trockenfrüchte wie Datteln, Feigen und Rosinen sind gute Magnesiumlieferanten.
Auch Buchweizenkrauttee hilft gegen Wadenkrämpfe.

WARNUNG

Bei Muskelkater sollte man nicht, wie oft empfohlen, noch mehr trainieren. Ein schmerzender Muskel ist nur bedingt funktionstüchtig und die Verletzungsgefahr groß.

2 Teelöffel für 1 Tasse mit kochendem Wasser übergießen und 10 Minuten ziehen lassen. Anschließend abseihen und mehrere Tassen pro Tag trinken.

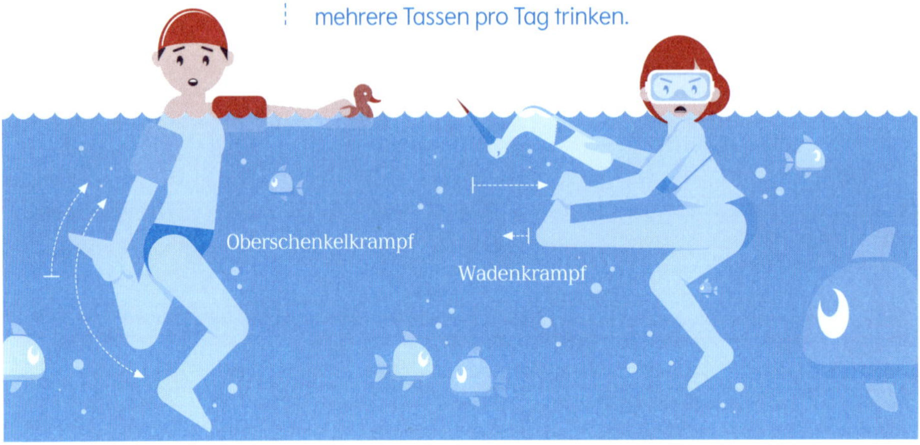

MUSKELKRAMPF IM WASSER

Tritt der Muskelkrampf im Wasser auf, geraten viele Schwimmer in Panik. Versuchen Sie ruhig zu bleiben und auf dem Rücken an Land zu gelangen. Ein Oberschenkelkrampf lässt sich schon im Wasser lösen, indem man den Unterschenkel ans Gesäß zieht und wieder streckt. Ist die Wade betroffen, so hilft es, das Bein durchzustrecken, um dann mit der Hand die Zehen an den Körper zu ziehen.

ZERRUNGEN, VERSTAUCHUNGEN UND PRELLUNGEN

Sprechstunde

Sie bewegen sich wie ein Athlet auf der Finnenbahn, doch plötzlich geraten Sie ins Straucheln. Eine fiese Baumwurzel hat sich Ihnen in den Weg geworfen, Sie stolpern, und der Fuß ist verknackst. Das geht ans Lebendige. Kleinere Verletzungen sind kein Drama, aber ziemlich schmerzhaft. Zu Zerrungen kommt es, wenn ein Muskel überdehnt wurde. Bei Verstauchungen ist ein Gelenk verrenkt. Die Folgen sind immer Unbeweglichkeit, Blutergüsse und geschwollene Glieder.

Für den Hypochonder

Es kommt auf die Minute an! Auch die kleinste Zerrung heilt besser, je schneller sie gekühlt wird. Bevor Sie joggen gehen, sollten Sie also immer eine Mullbinde ins Tiefkühlfach legen. Man weiß ja nie ...

Äußere Anwendung

Bei Verstauchungen empfiehlt sich das PECH-Schema:
P = Pause – Das bedeutet, Sie haben jetzt Pause und sollen und müssen sich heute auch nicht mehr um den Abwasch kümmern.
E = Eis – Es gibt Eis aufs Bein. Doch Vorsicht mit Eiswürfeln. Schlagen Sie die Würfel in ein Tuch ein. Zu starke Kühlung macht's eher schlimmer.
C = Compression – Jetzt ist die kalte Kompresse an der Reihe. Ein Coldpack aus dem Tiefkühlfach 30 bis 45 Minuten auf der geprellten Stelle festbinden. Ist keines zur Hand, funktioniert die Kühlung auch mit einer Packung tiefgekühlter Erbsen. Erbsen haben den Vorteil, dass sie sich flexibel um die Extremität legen lassen und zudem lange Zeit hart bleiben.
H = Hochlegen – Was immer schmerzt, es gehört hochgelegt auf einen Stuhl oder Hocker.

Außerdem empfehlen sich Umschläge mit kaltem Wasser und ein paar Tropfen Arnika-Tinktur. Arnika-Gel und Ringelblumensalbe aus der Naturapotheke helfen ebenso gegen Muskelzerrungen. Falls Sie über einen Schrebergarten verfügen, verwenden Sie Ihren Kohl: Kohlblätter lindern den Schmerz und wirken entzündungshemmend. Am besten eignen sich die äußeren grünen Blätter: Schneiden Sie den mittleren weißen Strunk heraus. Danach werden die Blätter mit einer Glasflasche platt gewalzt, bis der Kohlsaft heraustritt. Das Nudelholz eignet sich nicht, weil das Holz den Saft aufsaugt. Legen Sie die Blätter auf das betroffene Körperteil und schlagen Sie ein Tuch darum. Der Wickel muss mindestens 15 Minuten einwirken. Verfärben sich die Kohlblätter bräunlich, darf der Wickel entfernt und kompostiert werden. Vorsicht: Blätter nie auf offene Wunden legen. Kohl reizt. Nutzen Sie sämtliche Salzstreuer: Denn auch heiße Salzsocken (01) lindern den Schmerz. Dazu geben Sie etwa 500 Gramm Salz in eine Pfanne und erhitzen es. Füllen Sie das heiße Salz in eine Socke und legen Sie die Socke etwa 30 Minuten auf die schmerzende Stelle. Stellen Sie die verletzte Stelle ruhig. Wenn nötig, über mehrere Tage. (Falls ein Umzug bevorsteht, bei dem man Ihre Mithilfe erwartet, dürfen Sie einen verknacksten Fuß auch mehrere Wochen ruhigstellen.) Danach sollten Sie mit leichten Dehnübungen beginnen, um zu verhindern, dass das Gewebe vernarbt.

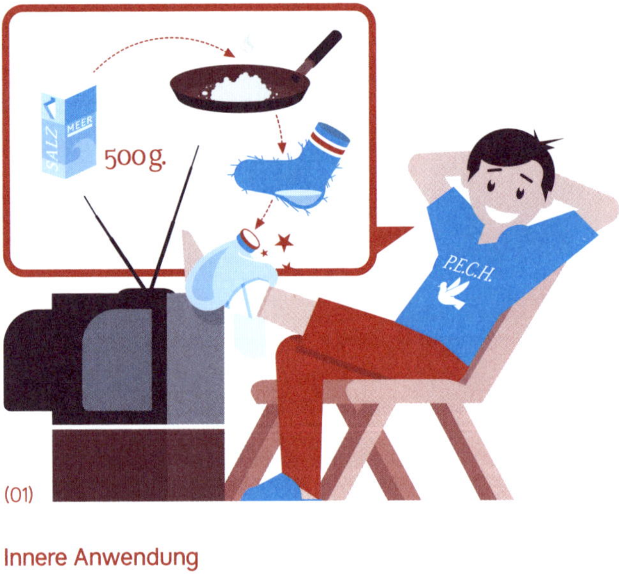

(01)

Innere Anwendung

Baldriantropfen entspannen und machen den Schmerz erträglicher. Kurkuma färbt nicht nur das Essen gelb, sondern wirkt auch entzündungshemmend. Also würzen Sie kräftig mit Kurkumapulver.

Prävention

Wie man Sportverletzungen vermeidet, dürfte jedem Sportmuffel klar sein: durch Abstinenz! Doch Zerrungen und Verstauchungen kann man sich leider auch auf dem Weg zum Briefkasten holen. Auf jeden Fall gilt: Bevor Sie zum Sprint oder Spagat ansetzen, müssen die Muskeln aufgewärmt werden. Vorzugsweise mit Dehnübungen.

SEHNENSCHEIDENENTZÜNDUNG

Sprechstunde

Der Arm schmerzt und gewisse Bewegungen sind für Sie unausführbar. Falsche Bewegungsabläufe und Überbelastungen können zu Sehnenscheidenentzündungen führen. Dabei handelt es sich um langwierige, zähe Beschwerden, die schon manche Hochleistungsstrickerin zur sofortigen Einstellung ihrer Sockenfabrikation gezwungen haben.

Äußere Anwendung

Das betroffene Körperteil muss ruhiggestellt werden. Und zwar so lange, bis die Beschwerden deutlich abgenommen haben. Das kann unter Umständen mehrere Wochen dauern.Kühlung lindert den Schmerz und wirkt entzündungshemmend. Dabei sollte man die betroffene Stelle mindestens 30 Minuten lang kühlen. Möglichst jedes Mal nach der Belastung. Massieren Sie die betroffene, schmerzende Stelle mit Johanniskrautöl ein. Mehrmals am Tag.

Prävention

Grundsätzlich gilt bei jedem Sport: Aufwärmübungen verringern das Verletzungsrisiko. Wer zwanzig Jahre kein Tennis mehr gespielt hat, sollte sich nicht vornehmen, mit einer Woche Intensiv-Training Kurs auf Wimbledon zu nehmen. Auch Ihre Abschlussarbeit sollten Sie nach Möglichkeit nicht in einer Nacht in die Tasten hauen. Ein solches Gebaren führt unweigerlich zu Beschwerden.

RÜCKENSCHMERZEN

Das Kreuz mit dem Kreuz. Rückenschmerzen sind stark verbreitet. Meist werden sie durch falsche Belastung, Bewegungsmangel oder falsche Ernährung hervorgerufen. Auch psychische Probleme können dabei eine Rolle spielen.

Sprechstunde

Sie verspüren starke Schmerzen im Lendenbereich, die sich bis in die Beine hinunterziehen. Elegante Dehnungen und Beugungen sind kaum mehr möglich. Ihre Bewegungen sind eingeschränkt und von Schmerzen begleitet.

Für den Hypochonder

Sie haben völlig recht. Ihre Einkaufstüte selbst nach Hause zu tragen könnte Ihren Rücken belasten. Wofür gibt es das Internet! Bestellen Sie sich sämtliche Nahrungsmittel übers Netz.

Äußere Anwendung

In früheren Zeiten legte man sich wärmende Ziegelsteine auf die schmerzenden Stellen. Doch vielleicht sollten Sie in Ihrem Zustand nicht aufs Hausdach klettern. Ein Kirschkernkissen erfüllt auch seinen Zweck oder notfalls eine Wärmflasche. Rotes Licht wirkt wohltuend gegen Rückenschmerzen. Aber natürlich nur im häuslichen Milieu. Heilerde aus der Apotheke, mit warmem Wasser zu einem Brei angerührt und auf die schmerzenden Stellen aufgetragen, ist eine Wohltat. Auch Heublumen, in ein Säckchen gepackt, erwärmt und auf die schmerzende Stelle gelegt, wirken schmerzstillend. Alternativ wickeln Sie gekochte Pellkartoffeln, möglichst heiß, in Küchenpapier oder ein Tuch und legen es auf den Rücken. Hier ist allerdings Vorsicht geboten, damit es nicht auch noch zu wüsten Verbrennungen kommt. Fichtennadel-, Heublumen- und Lavendelbäder, möglichst ungepanscht, wirken entspannend.

Innere Anwendung

Argen Schmerz und Entzündungen lindern Weidenrinden- und Holundertee. Johanniskrauttee wirkt entspannend und stimmungsaufhellend. Und etwas gute Laune haben Sie jetzt wirklich nötig!

Prävention

Entspannungstherapien wie autogenes Training wirken muskelentspannend und bei manchen Menschen auch schmerzlindernd. Auch Yoga soll Rückenschmerzen entgegenwirken. Allerdings sollte man dabei sachte vorgehen. Wer sich allzu ehrgeizig in die einzelnen Positionen stürzt, richtet dabei eher Unheil an. Auch zu viel Stress und Arbeit können zu Rückenschmerzen führen. Wobei einen dieses Wissen meist nicht viel weiterbringt. Achten Sie jedoch darauf, dass Sie regelmäßig Pausen am Arbeitsplatz einlegen und die Sitzhaltung wechseln. Machen Sie zwischendurch einfach Entspannungsübungen, z.B. ein leichtes Vor- und Rückwärtskippen des Beckens. Räkeln Sie sich, rudern Sie mit den Armen. Mit anderen Worten: Bewegen Sie sich zwischendurch!

GESUND UND SCHÖN

Regelmäßiges Schwimmen stärkt den Rücken und verhilft zu einer straffen Figur.

(01)

Aufrecht sitzend, mit nach vorne ausgestreckten Armen, Karateschläge ausüben. Die Arme bewegen sich dabei in entgegengesetzter Richtung von oben nach unten.

(02)

Mit gestrecktem Körper 10 Sekunden auf die Zehenspitzen. Für die Balance stützen Sie sich auf Ihren Bürostuhl und versuchen ruhig zu stehen.

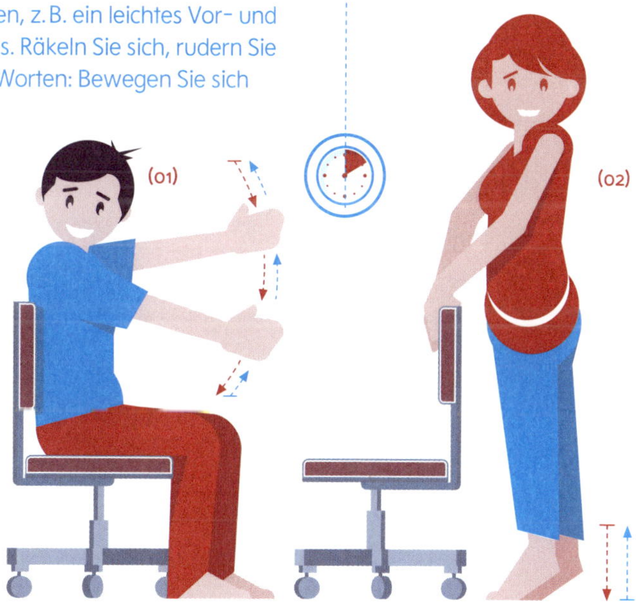

HEXENSCHUSS

Sprechstunde

Wie der Name vermuten lässt, ist der Hexenschuss ein sehr unangenehmer und akuter Schmerz. Er tritt vornehmlich in der Lendengegend auftritt. Die Folge: Man kann sich kaum noch bewegen.

Äußere Anwendung

Warme Umschläge und Massagen. Das Massieren sollte allerdings von einer kundigen Person vorgenommen werden. Reiben Sie die Stelle mit Johanniskraut- oder Teebaumöl ein, das lindert die Schmerzen. Bei Hexenschuss darf auch tüchtig gewickelt werden. Folgende Wickel sind zu empfehlen:

Essigwickel: Je ein Glas Essig und Wasser vermischen. Ein Leinentuch darin tränken und auf die schmerzende Stelle legen. Mit einem wärmenden Tuch befestigen.

Meerrettich-Essig-Wickel: Eine halbe Stange Meerrettich raspeln und das Gemüse mit etwas Essig vermischen. Auf ein Leinentuch streichen und auf die schmerzende Stelle lagen. Anschließend fünf Minuten einwirken lassen. (Je nachdem kann dieses Gemisch später auch noch für den Salat verwendet werden.)

Innere Anwendung

Forelle blau zum Frühstück und Forelle blau zum Nachtisch. Omega-3-Fettsäuren wirken entzündungshemmend und stecken vor allem im Fisch. Wer das Schuppentier nicht mag, kann auch Weizenkeime essen.

Prävention

Na ja, keine ungeschickten Bewegungen, keine Unterkühlung, keine dünne Kleidung, keine Klimaanlage. Natürlich kann es einen trotzdem erwischen. Aber immerhin haben Sie sich dann nichts vorzuwerfen.

WARNUNG

Dauern die Schmerzen über längere Zeit an, ist es unumgänglich, einen Arzt aufzusuchen.

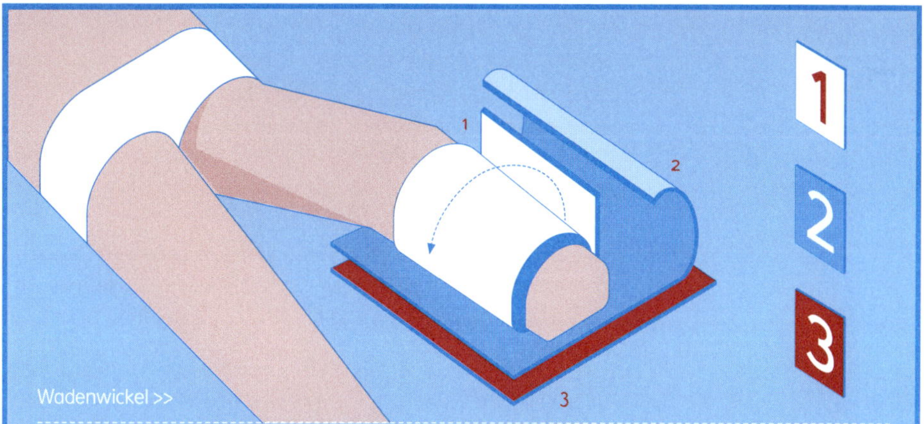

1. Innentuch (Leinen eignet sich am Besten). Liegt direkt auf der Haut und wird nass aufgelegt.
2. Zwischentuch (Baumwolle isoliert die Feuchtigkeit): Es sollte etwas breiter sein als das Decktuch.
3. Decktuch (Wolle isoliert die Temperatur): Das Decktuch isoliert sowohl Kälte als auch Wärme.

Ein Wickel darf niemals unangenehm sitzen. Er darf nicht zu locker, aber auch nicht zu fest sitzen.

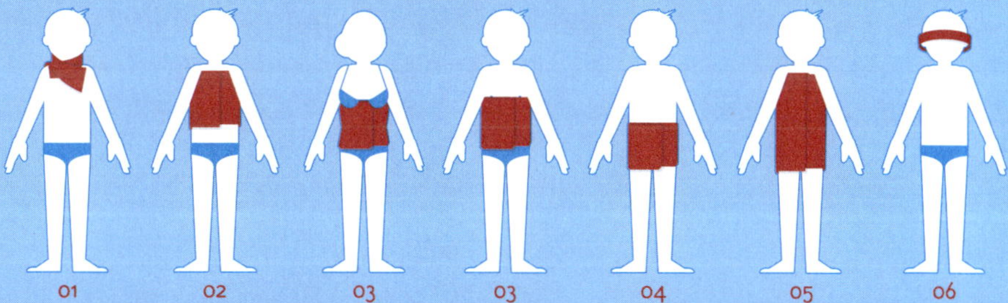

Warme Wickel spenden Wärme.
Kalte Wickel entziehen dem Körper Hitze.

(01) Der Halswickel hüllt den gesamten Hals ein. Er darf nicht zu dicht anliegen.

(02) Der Brustwickel: Reicht vom Halsansatz bis eine Handbreit unter den Rippenbogen.

(03) Der Leberwickel bei Frauen: Vom unteren Brustansatz bis zu den Hüftknochen.

(03) Der Leberwickel bei Männern: Von den Brustwarzen bis zu den Hüftknochen.

(04) Der Lendenwickel: Vom unteren Rippenbogen bis eine Handbreit unterhalb der Leiste.

(05) Der Leibwickel hüllt den Rumpf von den Achseln bis ca. 15 cm unter den Leisten ein.

(06) Der Ohrenwickel wird wie ein tief sitzendes Stirnband über den Ohren getragen.

HAND UND FUSS ALLGEMEIN

Hände und Füße, die äußersten Extremitäten des menschlichen Körpers, dienen uns täglich als unverzichtbare Werkzeuge, deren Präsenz meist erst auffällt, wenn sie durch Beschwerden auf sich aufmerksam machen – verursacht z. B. durch zu enge Schuhe oder den Verzicht auf Handschuhe bei Minusgraden. Dann nämlich fällt einem wieder ein, dass Füße nicht bloß natürliche Vorzeigevorrichtungen ausgesuchten Schuhwerks sind und die Hände zwischendurch auch mal wieder gesalbt werden möchten.

KALTE HÄNDE UND FÜSSE

Sprechstunde

Die Füße fühlen sich kalt an und werden auch unter der Bettdecke nicht richtig warm. Zwar ist nicht bewiesen, dass kalte Füße zu den gängigen Scheidungsgründen gehören, trotzdem sind sie eine unangenehme zwischenmenschliche Erfahrung. Ganz zu schweigen von dem eigenen Unwohlsein, wenn sich Hände und Füße wie gefrorene Fischstäbchen anfühlen. Händen und Füßen ist gemein, dass sie die äußersten Extremitäten darstellen. Die körpereigene Wärmeregulation ist in erster Linie darum besorgt, die lebensnotwendigen Organe wie Herz, Lunge, Niere und Gehirn schön warm zu halten. Da haben Hände und Füße eben das Nachsehen.

Äußere Anwendung

Abhilfe verschafft man sich mit einem Ingwerbad. Das sorgt für eine gute Durchblutung: Eine Ingwerknolle schälen und aufkochen. Sud ins Badewasser geben und nicht länger als 20 Minuten darin baden. Das Badewasser sollte nicht wärmer als 35° C sein. Wenn es schnell gehen soll: Ein Rosmarin- oder Wacholdervollbad aus der Flasche fördert die Durchblutung ebenfalls. Auch darin höchstens 20 Minuten ausharren. Durchblutungsfördernd für die Füße sind Wechselbäder. Nach dem letzten warmen Fußbad legt man sich gern ins

Bett, denn jetzt sind die Füße schön warm. Sind Arme und Hände kalt, rät Sebastian Kneipp zu Wechselbädern für die Unterarme. Zuerst werden die Arme 5 bis 10 Minuten in warmes Wasser getaucht, dann folgt für ca. 15 Sekunden ein flinker Wechsel in kaltes Wasser. Wohl dem, der über zwei Waschbecken verfügt. Der Wechsel sollte mindestens zweimal vollzogen und mit einer kalten Anwendung beendet werden. Und so wärmt der Yogi seine Füße: Stecken Sie je einen Finger in die Zwischenräume der Zehen (01). Bewegen Sie die Finger. Diese Massageübung ist etwas gewöhnungsbedürftig, hilft aber garantiert.

(01)

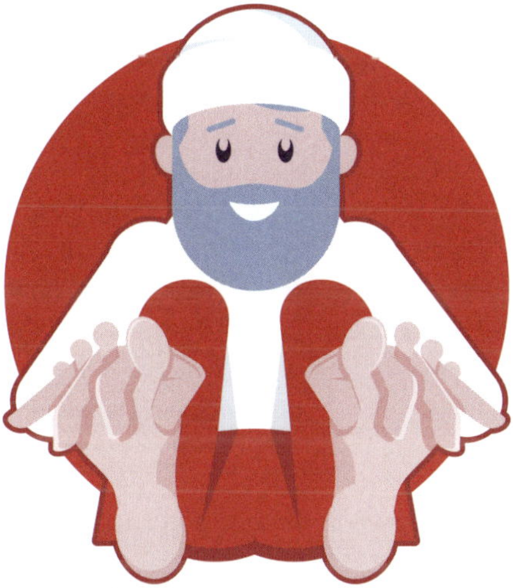

Innere Anwendung

Ingwer und Rosmarin sorgen auch als Tee für eine bessere Durchblutung, ebenso Chilischoten und scharfer Paprika. Seien Sie jedoch vorsichtig, allzu viel des Scharfen ist ungesund und macht sich beim nächsten Toilettengang unangenehm bemerkbar. Senf und Senfkörner regen den Kreislauf an und bringen das Blut in Wallung. Und ein Teelöffelchen Senf zwischendurch genossen schadet auch der Verdauung nicht.

WARNUNG

Leiden Sie permanent an kalten Händen und Füßen, sollten Sie einen Arzt aufsuchen. Ein dauerhaftes Kältegefühl, kann auch ein Hinweis auf eine Herz- und Kreislauferkrankung sein.

GESUND UND SCHÖN

Das beste Rezept für samtig weiche Hände: 2 Esslöffel Mandelmehl (aus dem Reformhaus oder Bioladen) mit ein paar Tropfen Mandelöl verrühren. Etwas Zitronensaft in die Mischung geben und 20 Minuten einwirken lassen.

TROSTPFLASTER

Karl Lagerfeld sieht prima aus mit Handschuhen. Falls Sie unter empfindlichen Händen leiden, investieren Sie in piekfeine Handschuhe.

RISSIGE HÄNDE

Sprechstunde

Die Hände jucken, weisen Risse auf und fühlen sich an wie Schmirgelpapier. Winterliche Kälte, aber auch aggressive Reinigungsmittel und Arbeiten, die viel Staub aufwirbeln, können trockene und rissige Hände verursachen. Was mitunter sehr unangenehm und schmerzhaft ist. Ganz abgesehen davon leidet auch die Beauty darunter.

Äußere Anwendung

Bei kalten, rissigen Händen: Reiben Sie die Hände erst mit einer Zitronenscheibe ab und massieren Sie anschließend etwas Olivenöl ein. Oder geben Sie etwas Honig ins Olivenöl und bepinseln die Hände damit. Am besten über Nacht. Baden Sie Ihre Hände regelmäßig in lauwarmem Olivenöl. Am besten ein- bis zweimal pro Woche. Um zu vermeiden, dass einem alles unter den Händen wegflutscht, empfiehlt es sich, nach allen Öl-Anwendungen Baumwollhandschuhe zu tragen. Nach dem Frühjahrsputz werden die Hände wieder zart, wenn man sie in mit einem Schuss Zitronensaft versetztem Wasser wäscht.

Prävention

Gewisse Arbeiten erfordern häufiges Händewaschen. Reduzieren Sie es auf das absolut nötige Maß und waschen Sie die Hände mit kaltem Wasser, um den Schutzmantel der Haut nicht unnötig zu strapazieren. Achten Sie auf ph-neutrale Seifen und Abwaschmittel.

BLASEN AN HÄNDEN UND FÜSSEN

Sprechstunde

Ihre Schuhe fühlen sich wie Schraubstöcke an. An der Ferse hat sich eine große, weiße Blase gebildet. Zu enges und unbequemes Schuhwerk, pausenloses Gitarrenzupfen, ununterbrochenes Umgraben von größeren

Grünflächen haben zur Folge, dass sich durch den Druck und die Reibung die obere Hautschicht gegenüber der unteren verschiebt, bis die beiden Schichten unabhängig voneinander sind. In diesem Moment füllt sich der Hohlraum mit Wasser, und schon entsteht die gemeine Hand- oder Fußblase.

Äußere Anwendung

Sobald die Blase schmerzt und groß wird, sticht man sie am besten auf, damit die Flüssigkeit, die sich im Hohlraum gesammelt hat, ablaufen kann. Bevor Sie zustechen, sollten Sie die Nadel mit Alkohol reinigen und dann mit einem Feuerzeug sterilisieren. Reinigen Sie auch die Blase und die umliegende Haut mit Alkohol, indem Sie die besagten Stellen abtupfen. Stechen Sie nicht in die Mitte, sondern in die Blasenseite. Drücken Sie den Inhalt aus und kleben Sie eventuell zum Schutz ein Pflaster über die Stelle. Allerdings wäre es besser, wenn die Stelle luftgetrocknet würde. Reißen Sie nie die Blasenhaut ab. Die dünne Haut unter der Blase bedarf noch etwas Schutzes. Falls sich die Blase von selbst geöffnet hat, muss die Stelle auch desinfiziert werden.

Prävention

Achten Sie beim Schuhkauf darauf, Schuhe niemals morgens zu kaufen. Der Abendfuß ist größer als der Morgenfuß. Tragen Sie Ihre Schuhe mit Socken. Pudern Sie Ihre Füße oder bestreichen Sie sie mit einer fettenden Creme (z. B. Vaseline). Kleben Sie vorsorglich Pflaster auf gefährdete Fußstellen. Sportlern und Wanderern sei zu Acrylsocken geraten, die sich laut den letzten Erkenntnissen offenbar besser dem Fuß anpassen als Baumwollsocken. Bei längeren Wanderungen empfiehlt es sich, zwei Paar Socken übereinander zu tragen.

WARNUNG

Stechen Sie eine Blase auf, sollten Sie auf die austretende Flüssigkeit achten. Ist sie trübe und riecht übel, sollten Sie das unverzüglich Ihrem Arzt mitteilen.

HÜHNERAUGE

Sprechstunde

Es drückt der Schuh, es schmerzt der Zeh, und Sie humpeln mit einem schmerzverzerrten Gesicht durch die Gegend. Schmerzende Zehgelenke und ein harter Hornkegel in der Mitte des Zehs weisen direkt auf ein Hühnerauge hin. Diese unangenehme Verdickung der Hornhaut ist oft die Konsequenz von unbequemem und zu eng gekauftem Schuhwerk. Hühneraugen können aber auch andere Ursachen haben, die von Machart und Form Ihres Fußes abhängig sind: z. B. bei Hammerzehen oder Fußverkrümmungen. Die Hypothese, Hühneraugen würden von Hühnern übertragen, ist von der Wissenschaft nie bestätigt worden.

Äußere Anwendung

Manche Hühneraugen lassen sich nach einem Bad mit einem Bimsstein Schicht für Schicht vorsichtig abhobeln. Falls nicht, muss man zu anderen Methoden greifen. Marinieren Sie Ihr Hühnerauge mit einer Zwiebelscheibe und ein paar Spritzern Zitrone. Machen Sie die Scheibe am Zeh fest, so dass sie über Nacht hält. Nach ein paar Nächten sollte sich das Hühnerauge von selbst ablösen.

Prävention

Es gibt immer einen Grund, neue Schuhe zu kaufen. Vor allem, wenn's um die Vermeidung von Hühneraugen geht. Um den Dingern vorzubeugen, pflegen Sie Ihre Füße vorsorglich mit Hautcremes und Fußbädern.

WARNUNG
Diabetiker sollten Hühneraugen immer vom Arzt oder einem Fachmann entfernen lassen. Überhaupt ist es ratsam, sämtliche Hilfeleistungen von befreundeten Laienchirurgen abzulehnen und auch selbst auf das Operieren mit Rasierklingen, Nagelscheren und ähnlichem Instrumentarium zu verzichten.

WARZEN

Sprechstunde

Verhornte Stellen an Händen und Füßen oder dunkel gefärbte Geschwülste an denselben Stellen lassen auf Warzen schließen und sind in der Regel gutartige

Veränderungen der oberen Hautschicht. Warzen sind Viruserkrankungen der Haut. Dabei unterscheidet man zwischen der vulgären Warze: tritt einzeln oder in Gruppen vorwiegend am Handrücken, den Fingern oder Füßen auf,
der Dornwarze: eine hautfarbene Verhornung der Fußsohlen sowie der Flach- und Dellwarzen, die am ganzen Körper auftreten. Die drei genannten Typen treten am häufigsten auf.

Äußere Anwendung

In Scheiben geschnittenen frischen Knoblauch über Nacht auflegen. Allerdings nur auf die Warze und nicht auf die „gesunde" Haut. Oder: Schöllkraut mit einem Mörser zerstampfen, den Saft auf die Warzen geben und antrocknen lassen. Die Prozedur muss zweimal täglich wiederholt werden, vier Wochen lang. Warze mit Teebaumöl betupfen. Aber Vorsicht, Teebaumöl kann die Haut auch reizen. Ist dies der Fall, sollten Sie auf Vitamin-E- oder Knoblauchöl zurückgreifen. Ebenso geeignet ist Rizinusöl: mehrmals täglich die betroffenen Stellen betupfen. Warzen mögen kein Salz, mit Kochsalzbädern kann man sie trockenlegen. 2 Esslöffel Salz pro Liter Wasser und zweimal pro Woche ab ins Salzbad. Bei Warzen im Gesichtsbereich sollten Sie milde Cremes wie Ringelblumencreme anwenden. Um den Warzen beizukommen, werden auch oft weniger appetitliche Heilmethoden genannt: z. B. Eigenurin-Behandlungen oder Schnecken inklusive Schleimspur über die betroffenen Stellen jagen. Ob das wirklich hilft, sei dahingestellt.

Prävention

Warzen holt man sich mit Vorliebe in Schwimmbädern, Saunen oder Turnhallen. Auch Hotelzimmerböden können das Virus bergen. Also nach Möglichkeit an den erwähnten Orten nie barfuß gehen. Sorgen Sie dafür, dass Ihre Haut gut durchblutet und weder zu trocken noch gereizt ist.

TROSTPFLASTER

Manche Warzen verschwinden von alleine. Seien Sie zuversichtlich und warten Sie ab.

WARNUNG

Greifen Sie nie selbst zum Skalpell. Falls die Warzen nicht verschwinden oder größer werden, sollten Sie einen Arzt aufsuchen. Es besteht auch die Gefahr, dass Warzen mit Hautkrebsgeschwüren verwechselt werden.

SCHWEISSFÜSSE

Sprechstunde

Die Socken tropfen und die Hornschicht der Haut ist durch die Feuchtigkeit weißlich aufgequollen.
Die Fußsohlen und Handflächen verfügen über besonders viele Schweißdrüsen. Eine übermäßige Absonderung von Fußschweiß, das heißt mehr als 50 Milliliter pro Fuß und pro Minute, deutet aber auch darauf hin, dass das vegetative Nervensystem auf Hochtouren arbeitet.
Mit mangelnder Fußpflege hat das nichts zu tun. Es sei denn, man verzichtet darauf, die Socken regelmäßig zu wechseln.

Äußere Anwendung

Heiß-kalte Wechselbäder fördern die Durchblutung und hemmen den Fußschweiß. Nehmen Sie ein Salbeifußbad. Salbei hemmt den Schweiß und hilft außerdem gegen Fußpilz, sowohl präventiv wie auch heilend. Dasselbe gilt übrigens für Fußbäder, denen Salz beigegeben wird.
Pudern Sie Ihre Füße und wechseln Sie häufig Ihre Schuhe.

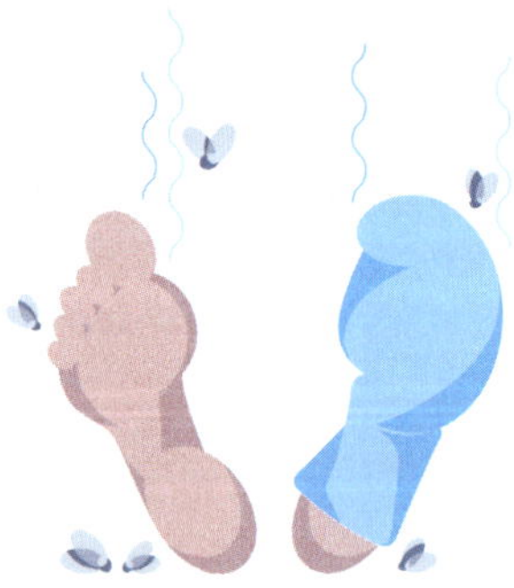

Prävention

Verzichten Sie auf enges, geschlossenes Schuhwerk und Socken aus synthetischen Materialien. Aber tragen Sie immer Strümpfe. Besonders in Turnschuhen!

FUSSPILZ

Sprechstunde

Rote, schuppende Stellen an den Fußsohlen und zwischen den Zehen, kombiniert mit einem unangenehmen Juckreiz, das sind die deutlichen Anzeichen von Fußpilz. Auslöser sind Fadenpilze, die sich in einem feuchten Milieu pudelwohl fühlen. Schwitzende Füße in geschlossenen Schuhen bieten deshalb ein geradezu paradiesisches Umfeld für die fiesen Schmarotzer.
Die Behandlung ist oft langwierig, und mit Rückfällen muss gerechnet werden. Beim Fußpilz handelt es sich um eine höchst ansteckende Infektion der Haut. Wird er nicht behandelt, so kann er sich auch auf Nägel und Fußsohlen ausbreiten.

Äußere Anwendung

Reiben Sie die betroffenen Stellen regelmäßig mit Knoblauch ein. Knoblauch enthält desinfizierende Wirkstoffe.
Auch Salbei hilft gegen Fußpilz. Betupfen Sie befallene Stellen mit Salbeiöl. Gegen schwitzende Füße und Fußpilz hilft ein Salbeibad. Geben Sie eine Handvoll Salbeiblätter in Ihr warmes Fußbad. Anschließend müssen die Füße gut getrocknet werden. Wenn möglich mit dem eigenen Badetuch.
Denn Fußpilz ist ansteckend.

Prävention

Außer in der kalten Jahreszeit sollten Sie so oft wie möglich luftdurchlässige Schuhe tragen. Halten Sie die Füße möglichst trocken. Wechseln Sie Ihre Socken dann und wann.
Tragen Sie in Hallenbädern und Saunen Badeschuhe. Benutzen Sie die desinfizierenden Fußduschen. Spannteppiche sollten Sie grundsätzlich nie barfuß, sondern immer in Socken betreten. Stärken Sie Ihr Immunsystem mit Vitamin-C-reicher Nahrung. Dazu gehören z. B. Kiwis, Orangen, Zitronen.

WARNUNG

Falls der Fußpilz partout nicht verschwinden will oder immer wiederkehrt, Bläschen bildet und schmerzt, sollten Sie einen Hautarzt aufsuchen.

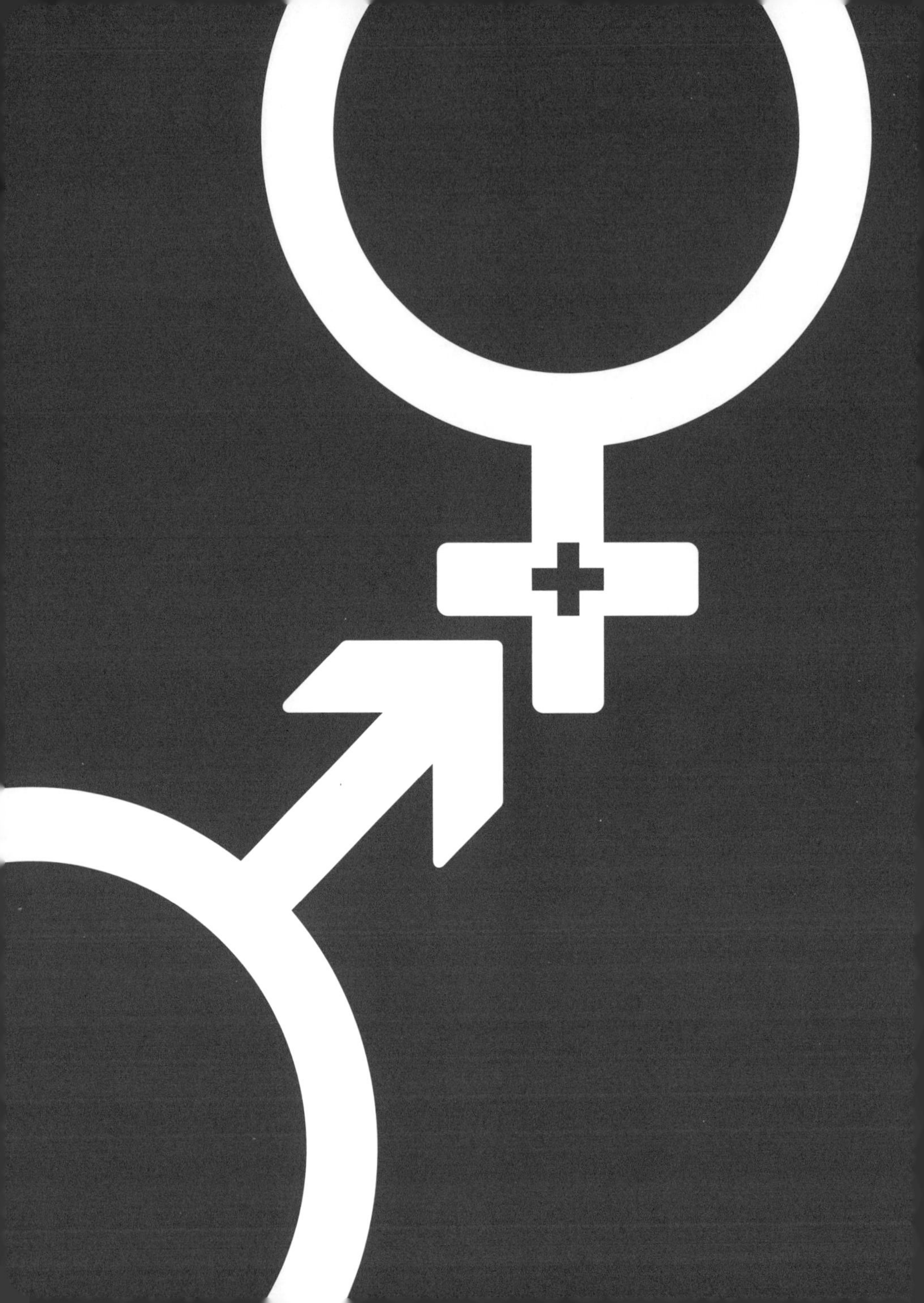

02 FRAUENKRANKHEITEN UND MÄNNERLEIDEN

Was unterscheidet die Dame vom Herrn? Aus medizinischer Sicht scheint die weibliche Natur viel mehr Potential für geschlechtsspezifische Krankheiten zu bieten als die männliche. Kein Wunder, trägt doch der weibliche Körper noch immer den Hauptanteil an der menschlichen Fortsetzungsgeschichte. Was den Herren neben den ausgesucht männlichen Leiden sonst noch das Wohlbefinden vermiest, findet sich natürlich auch in den übrigen Kapiteln.

FRAUEN

Damenleiden sind Pein und Vorrecht der Frauen.
Die Beschwerden beginnen meist mit dem Übertritt eines Mädchens in die Geschlechtsreife und enden vermutlich nie. Keine Angst, frau muss nicht alles klaglos hinnehmen, vielen Symptomen kann man mit einfachen Heilmitteln begegnen. Zum Beispiel ist gegen das prämenstruelle Schwitzen in den Wechseljahren tatsächlich ein Kraut gewachsen.

PMS

Sprechstunde

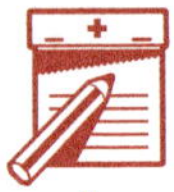

Sie leiden unter Rückenschmerzen, Beschwerden im Unterleib, Kopfschmerzen, Spannungsschmerzen in der Brust. Sie fühlen sich gereizt, depressiv und verspüren einen Heißhunger auf Süßes – und das alles einmal im Monat. Keine Frage, Sie leiden unter dem prämenstruellen Syndrom, kurz: PMS! Hinter diesen drei harmlosen Buchstaben verbergen sich an die 100 körperliche und seelische Veränderungen und Vorgänge, die das Leben einer Frau zur Hölle machen. Am häufigsten betroffen sind Frauen zwischen 30 und 45. Als Ursache wird von den Ärzten ein hormonelles Ungleichgewicht genannt.

Innere Anwendung

Machen Sie 1 bis 2 Tage vor der Regel einen Obst- oder Reistag, um den Körper zu entwässern. Trinken Sie genügend Wasser und entblähenden Fencheltee aus dem Babytee-Regal. Nachtkerzenölkapseln oder Mönchspfeffer aus der Naturapotheke bringen bei manchen Frauen eine auffällige Verbesserung. Die Einnahme pflanzlicher Medikamente sollten Sie allerdings mit Ihrem Arzt absprechen.

Äußere Anwendung

Es gibt etliche Studien, die belegen, dass sportliche Frauen weniger von einem PMS betroffen sind: Bewegen Sie sich! Manchen Frauen helfen auch Meditationsübungen und Yoga, um ihr inneres Gleichgewicht wiederzufinden. Warme Fuß- und Sitzbäder entkrampfen den Unterleib. Eine Ganzkörper- oder Rückenmassage mit Lavendel- oder Rosenöl wirkt entspannend. Sie können auch ein paar Tropfen des ätherischen Öls ins Badewasser geben.

Prävention

Damit es nicht zusätzlich zu Wasseransammlungen im Körper kommt, sollten Sie in der Zeit vor der Regel möglichst salzarm essen. Vermeiden Sie blähende Speisen (Hefebrot, Zwiebeln und Kohlgemüse). Meiden Sie rotes Fleisch und fette Würste, weil diese die Bildung von Entzündungsstoffen im Körper fördern. Meiden Sie in der zweiten Zyklushälfte Koffein und Alkohol – und ja, leider auch Schokolade.

REGELBESCHWERDEN

Sprechstunde

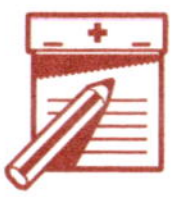

Ein unangenehmes Ziehen im Unterleib, Rückenschmerzen, Kopfschmerzen und einen geblähten Bauch. Am liebsten würden sich ins Bett legen. Denn Sie fühlen Sie sich krank und elend und von Krämpfen geplagt. Die Symptome sind ähnlich wie beim PMS, mit dem Unterschied, dass sich bei manchen Frauen die Bauchschmerzen deutlich verschlimmern. Regelschmerzen können völlig unabhängig vom PMS auftreten. Was aber auch nicht wirklich tröstet.

Äußere Anwendung

Bei heftigen Krämpfen sollte eine Wärmflasche auf den Rücken gelegt werden. Nicht auf den Bauch, da sonst die Blutung verstärkt wird. Gegen Krämpfe helfen auch kreisende Bauchmassagen mit Johanniskrautöl oder krampflösendem Melisseöl aus der Naturapotheke. Legen Sie sich einen Ölwickel auf den Bauch: Geben Sie dazu ein paar Tropfen des entsprechenden Öls auf ein Tuch. Wärmen Sie das Tuch zwischen zwei Wärmflaschen und legen Sie es anschließend auf den Bauch. Damit man das Tuch auch im nächsten Monat wieder verwenden kann, sollte es nach Gebrauch in einer luftdichten Dose verwahrt werden. Alles, was ableitend wirkt, hilft. Massieren Sie Ihre Waden und Füße. Zwar war es in früheren Zeiten gang und gäbe, bei Regelbeschwerden dem Sportunterricht zu entsagen, aber eigentlich ist das falsch. Denn Bewegung hilft!

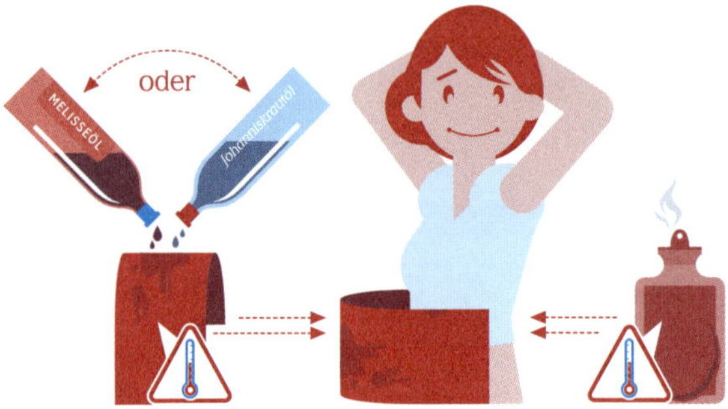

Innere Anwendung

Gegen Regelbeschwerden gibt es verschiedene Tees. Frauenmanteltee hilft gegen starke Monatsblutungen. Einen Esslöffel mit einer Tasse Wasser zum Sieden bringen, anschließend 15 Minuten ziehen lassen und abseihen. Trinken Sie pro Tag 1 bis 3 Tassen. Krampfstillend wirkt Schafgarbe. Pro Tasse 2 gehäufte Teelöffel mit einer Tasse kochendem Wasser übergießen und anschließend 10 Minuten ziehen lassen. In der Naturapotheke erhalten Sie auch spezielle Tees, die bereits abgemischt wurden. Weitere Tees, die krampflösend wirken und die frau immer zu Hause haben sollte: Kamillentee und Melissentee.

SCHEIDENPILZ

Sprechstunde

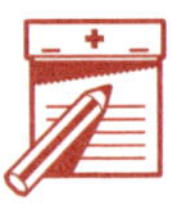

Sie verspüren ein starkes Brennen und einen Juckreiz. Die Scheide ist gerötet, und ein weißlicher, dicker Ausfluss macht sich bemerkbar. Zu Scheidenausfluss und Infektionen kann es aus verschiedenen Gründen kommen. Manchmal reicht eine vorangegangene Antibiotikatherapie, um die Immunabwehr zu schwächen. Gefährdet ist frau aber auch nach der Regel oder nach einer Schwangerschaft.

Äußere Anwendung

Spülen Sie die Scheide mit Salbeitee und Zitrone. Und zwar sollte der Tee so sauer sein, dass Sie ihn auch zum Gurgeln verwenden könnten. Für die Spülungen eignet sich eine 10-Milliliter-Spritze. Erkundigen Sie sich in der Apotheke oder bei Ihrer Frauenärztin danach. Alternativ dazu tauchen Sie einen Minitampon in Naturjoghurt mit Lactobakterien. Führen Sie den Tampon ein, und lassen Sie ihn über Nacht wirken. Die Kur mehrere Tage wiederholen. Auch ein Sitzbad mit Apfelessig kräftigt die Schleimhäute. Geben Sie dazu 4 bis 5 Esslöffel Apfelessig in zwei Liter lauwarmes Wasser.

Prävention

Falls Sie oft an Vaginalpilz leiden, können Sie die Tampon-Therapie prophylaktisch nach jedem Schwimmbadbesuch oder nach der Regel durchführen.

AKUTE BLASENENTZÜNDUNG

Sprechstunde

Sie verspüren einen brennenden Schmerz beim Wasserlassen und den Drang, unentwegt die Toilette aufzusuchen. Beim Urinlassen kommen nur ein paar Tröpfchen. Das kann auf eine Blasenentzündung hindeuten. Dass Frauen eine kürzere Harnröhre haben, ist kein Ammenmärchen, sondern mit ein Grund dafür, dass sie viel häufiger von Blasenentzündungen heimgesucht werden als Männer.

WARNUNG

Lassen Sie den Scheidenausfluss von Ihrer Frauenärztin untersuchen. Hausmittel dienen vor allem der Regenerierung und der Stabilisierung der Vaginalflora, nicht unbedingt zu deren Heilung.

Prävention

Treten Blasenentzündungen sehr oft auf, sollten Sie wegen ihrer leicht antibiotischen Wirkung regelmäßig Brunnenkresse und Meerrettich essen. Trinken Sie genügend und dann und wann auch mal ein paar Gläschen Preiselbeersaft. Nach dem Stuhlgang sollte die Reinigung immer von vorne nach hinten vollzogen werden, damit sich keine Bakterien in der Scheide einnisten können. Früher rieten die Mütter ihren Töchtern vor und nach dem Sex auf die Toilette zu gehen, um Wasser zu lassen. Der Trick funktioniert wirklich! Noch wichtiger als davor ist es allerdings nach dem Sex. Halten Sie die Füße warm! Und noch etwas: Rauchen reizt nicht nur die Lunge, sondern auch die Blase!

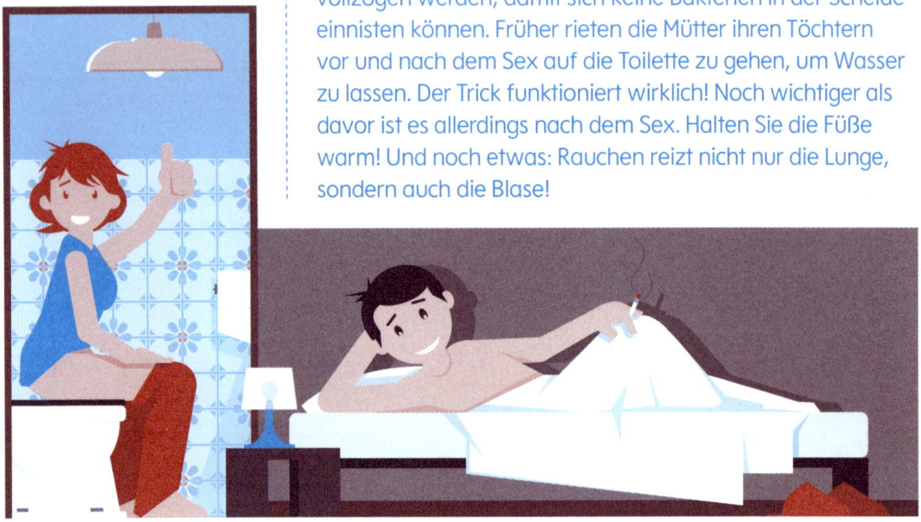

WARNUNG

Bei anhaltenden Schmerzen, Fieber und Blut im Urin sollten Sie umgehend einen Arzt aufsuchen. Fieber und Blut im Urin könnten ein Hinweis auf eine beginnende Nierenbeckenentzündung sein.

Äußere Anwendung

Bei Krämpfen hilft es, sich eine Wärmflasche zwischen die Beinen zu legen. Oder einen Eukalyptuswickel auf den Unterleib. Geben Sie ein paar Tropfen Eukalyptusöl auf ein Tuch und legen Sie es auf den Bauch. Wärmen Sie das Tuch, indem Sie eine Wärmflasche drauflegen. Ist Ihnen das Öl zu stark, können Sie die Wärmflasche und das Tuch zusätzlich noch mit einem Schal umwickeln.

Innere Anwendung

Fruchtsäfte, Alkohol, Kaffee und Tee machen alles noch schlimmer. Bei einer Blasenentzündung sollten Sie auf diese Getränke verzichten, sie reizen die Blase zusätzlich. Bei den allerersten Anzeichen einer Blasenentzündung hilft die Einnahme von Cranberrysaft. Sie können auch zur Vorbeugung täglich einen Deziliter ungesüßten Cranberrysaft trinken. Folgende Tees sind zu empfehlen, sie eignen sich zur Durchspülung der Harnröhre: Bärentraube, Birkenblätter und Brennnessel.

WECHSELJAHRE

Der Übergang von der Geschlechtsreife in das „Alter" ist bei Frauen landläufig unter dem Begriff Wechseljahre bekannt. Etwa ab Ende 40 wird die Hormonproduktion der Frau eingeschränkt. Eine Tatsache, die vielen Frauen Sorge bereitet, da dies bedeutet, dass sie sich endgültig von ihrer Fruchtbarkeit verabschieden müssen.

Sprechstunde

Ihr Periodenzyklus wird allmählich wieder unregelmäßig, wie in der Pubertät. Sie leiden unter nächtlichen Schweißausbrüchen, verbunden mit Hitzewallungen. Sie verspüren vielleicht wenig sexuelle Lust, dafür aber umso mehr Kopfschmerzen und Stimmungsschwankungen.

Äußere Anwendung

Nehmen Sie ein Heublumenbad. 4 Esslöffel Heublumen mit einem Liter kochendem Wasser übergießen und 10 Minuten ziehen lassen. Geben Sie den Sud ins Badewasser, sobald Sie in die Wanne steigen. Ein Duftlämpchen mit Lavendelöl, Melisse, Orange, Rose und Ylang-Ylang hilft bei sexueller Unlust. Fragen Sie Ihre Frauenärztin nach einer Gleitcreme. (Etwas mutigere Frauen, besorgen sich eine Tube im Sex-Shop ihres Vertrauens.) Viele Frauen machen gute Erfahrungen mit Naturheilverfahren wie Akupunktur und Massagen. Auch regelmäßige körperliche Aktivitäten sind in dieser Zeit besonders wichtig, nicht nur zur späten Erlangung der Traumfigur.

DER BESONDERE TIPP
Hormon-Yoga hilft in der Zeit des weiblichen Hormonwandels. Das Standard-Werk zur hormonellen Balance in den Wechseljahren:
Dinah Rodrigues, *Hormon-Yoga*. Schirner-Verlag 2005.

GESUND UND SCHÖN
Regelmäßige Saunabesuche regulieren Hitzewallungen und Schweißausbrüche und verhelfen Ihnen zu einer schönen, rosigen Haut.

Innere Anwendung

Folgende Vitamine sind jetzt wichtig für Sie: Vitamin D findet sich in Fisch, Quark- und Milchprodukten und wirkt dem Knochenabbau entgegen. Die Vitamine B2 und B5 gleichen den Hormonausfall aus. Beide Vitamine sind ebenso in Milchprodukten und Fisch enthalten. Zudem auch noch in Nüssen. Achten Sie auf eine kalziumreiche Ernährung. Vitamin E, auch in Nüssen vorhanden, pflanzlichen Fetten und Vollkornprodukten, hemmt den Abbau des Sexualhormons Progesteron. Essen Sie täglich Salat mit Raps- oder Olivenöl. Omega-3-Fettsäuren sind gesättigten Fetten vorzuziehen. Was für Sie bedeutet: Lachshäppchen ja, Wurst nein!
Auch ein Hering oder eine Makrele sind der Salami vorzuziehen. Wer keinen Fisch mag, achte auf Lebensmittel, denen Omega-3-Fettsäuren zugesetzt wurden. Als Gemüse sind Löwenzahn, Feldsalat und Spinat zu empfehlen. Bedenken Sie, dass Frauen um die 50 weniger Kalorien brauchen. Achten Sie auf eine gesunde Ernährung mit wenig Kohlenhydraten und Zucker. Bei Stimmungsschwankungen hilft täglich eine Tasse Johanniskrauttee. Eisenkrauttee wirkt entspannend und hilft auch bei Lustlosigkeit. Kamille hilft nicht nur gegen Bauchschmerzen, sondern vermittelt zudem auch noch ein Gefühl von Geborgenheit. Machen Ihnen nächtliche Schweißausbrüche zu schaffen, sollten Sie über ein paar Wochen hinweg einen Tee aus getrockneten Salbeiblättern trinken: Eine Handvoll Blätter in einem Liter Wasser aufkochen und anschließend 3 Minuten ziehen lassen. Trinken Sie den Tee über den Tag hinweg verteilt.
Tee aus Ringelblumen, 2 Teelöffel mit einer Tasse kochendem Wasser überbrühen und 10 Minuten ziehen lassen, hilft gegen eine trockene Haut. Mäßigen Sie Ihren Kaffeekonsum. Kaffee kann Schweißausbrüche verursachen. Ebenso seelische Aufregungen und Zucker. Mönchspfeffer hilft nicht nur gegen Regel-, sondern auch gegen Wechseljahrbeschwerden.

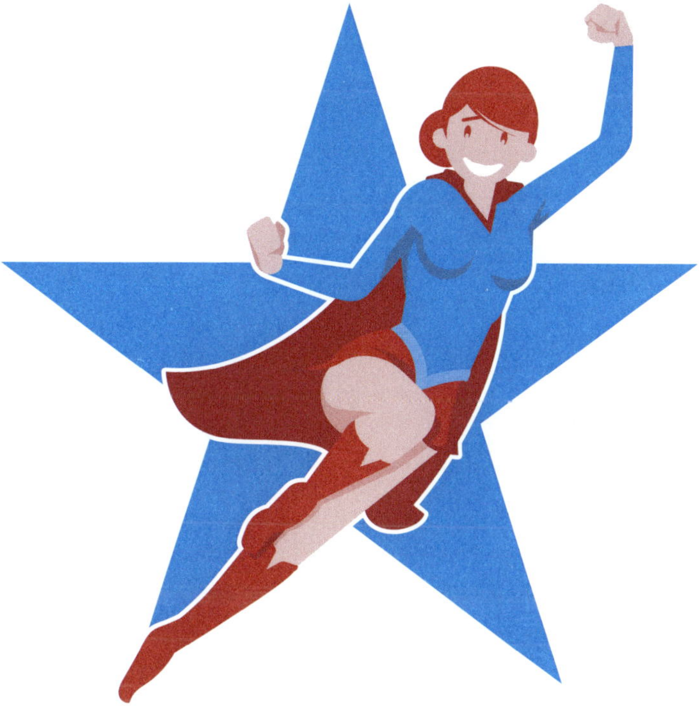

ENDLICH OHNE REGEL(N) LEBEN

Versuchen auch Sie eine gewisse Euphorie für die neue Phase Ihres Lebens aufzubringen: Denken Sie an all die Euros und Cents, die Sie im Laufe Ihres weiblichen Lebens für Hygieneartikel wie Binden und Tampons ausgegeben haben und jetzt sparen können. Ganz abgesehen davon, dass Sie nie mehr unter Regelschmerzen leiden müssen. Auch punkto Verhütung ist endlich Licht am Ende des Tunnels zu sehen: Keine Regel, kein nerviges Verhüten. Kaufen Sie sich ein paar schicke Schuhe und einen neuen Lippenstift, den Sie gleich nach dem Saunabesuch auftragen. Gehen Sie mit Ihren Freundinnen shoppen, das ist um einiges gesünder, als mit einem Ehemann Bier zu trinken.

MÄNNER

Vielleicht weil Männer die schwierigeren Patienten sind, scheinen sich die spezifisch auf Herren zugeschnittenen Leiden im überschaubaren Rahmen zu halten – sie leiden weniger in der Breite als in der Tiefe.

POTENZSCHWÄCHE

Falls die Potenzschwäche nicht altersbedingt ist, kann es sich um eine vorübergehende Erscheinung handeln, deren Ursachen Kummer, Sorgen oder übermäßiger Stress sein können.

Sprechstunde

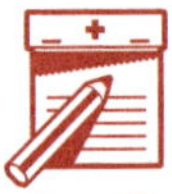

Nichts geht mehr, und schon gar nicht wann und wo Sie es möchten. Bevor Sie zu irgendwelchen abstrusen Wundermitteln greifen, sollten Sie sich mit Ihrer Partnerin, Ihrem Partner oder sonst einer Person Ihres Vertrauens aussprechen.

Äußere Anwendung

Stress ist Gift! Nikotin ist Gift! Und hemmt die Durchblutung. Sie sollten sich entspannen: Yoga und autogenes Training funktionieren auch bei Männern.

Innere Anwendung

Artischocken wirken, ob flüssig oder fest genossen, potenzfördernd. Im Sperma ist viel Zink enthalten. Achten Sie auf eine zinkreiche Ernährung. Zink ist in höher dosiert in Austern enthalten. Falls Sie keine Meeresfrüchte mögen, findet sich Zink auch in Fleisch und Fisch. Es kommt übrigens nicht von ungefähr, dass in manchen Ländern dem nervösen Bräutigam vor der Hochzeitsnacht Eier verfüttert werden. Achten Sie generell auf eine vitamin- und proteinreiche Ernährung.

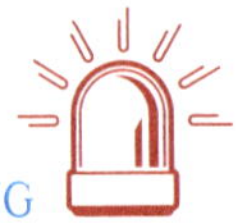

WARNUNG

Alkoholgenuss steigert wohl die Lust, nicht aber unbedingt die Performance. (Frei nach Shakespeare)

PROSTATAVERGRÖSSERUNG

Bei der Prostatavergrößerung handelt es sich um eine gutartige Vergrößerung der sogenannten Vorsteherdrüse beim Mann. Meist tritt diese Beschwerde im höheren Alter, das heißt vom Manne aus gesehen im besten Alter, ab 50 ein.

Sprechstunde

Sie leiden unter häufigem Harndrang mit wenig Druck. Der eigentliche, erlösende Beginn des Wasserlassens ist verzögert. Das Durchschlafen hat sich erledigt, denn auch nachts müssen Sie mehrmals die Toilette aufsuchen.

Äußere Anwendung

Bei Harndrang sollten Sie den Gang zur Toilette nicht unnötig verzögern. Es kursiert die gern genommene These, dass sich sexuelle Aktivitäten positiv auf die Prostata auswirken.

Innere Anwendung

Kürbiskerne und Kürbisöl haben den guten Ruf, Prostatabeschwerden zu vermindern. Auch Tomaten und Sojaextrakte sind hilfreich. Trinken Sie genügend Wasser. 2 bis 3 Liter pro Tag. Beginnen Sie damit frühmorgens, damit Ihre Nachtruhe möglichst ungestört bleibt. Trinken Sie 3 Tassen Brennnesseltee pro Tag. Meiden Sie jedoch kaltes Bier, kalten Weißwein und Sekt.

Prävention

Dasselbe, was Frauen bei Blasenleiden geraten wird, gilt auch für Sie: Setzen Sie sich nicht auf kalte Bänke.
Und schon mal gar nicht in Fußballstadien, in denen es zusätzlich noch zieht wie Hechtsuppe. Vermeiden Sie Sportarten wie Radfahren. Ist Ihnen schon aufgefallen, dass es sich bei Cowboys meist um junge Männer handelt? Auch lange Ausritte sind für Sie tabu.

WARNUNG

Falls Sie an Prostatabeschwerden leiden, sollten Sie sich einmal jährlich untersuchen lassen.

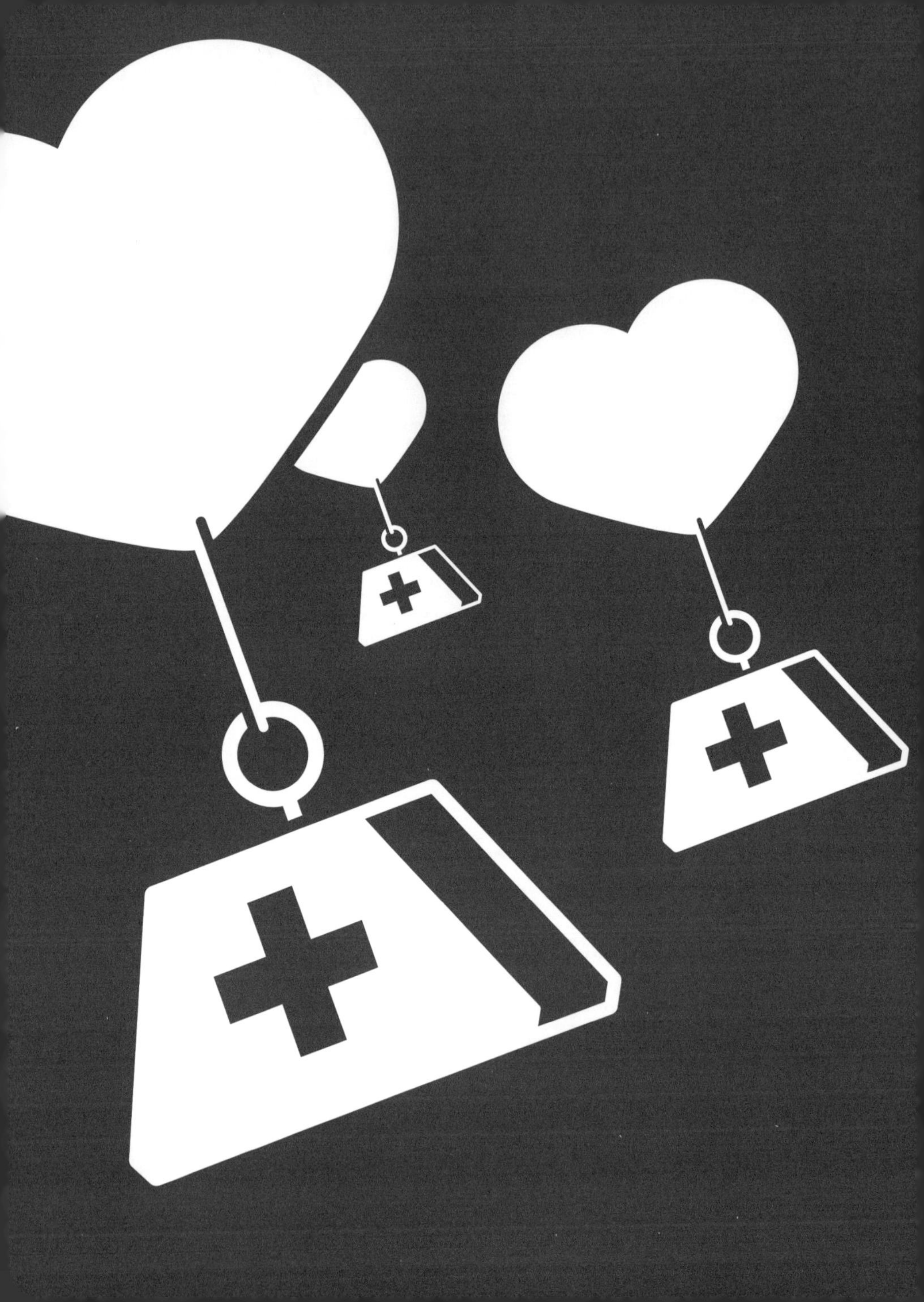

03 MEIN HERZ SO SCHWER

Die erfolgversprechendste Methode, einer Verstimmung beizukommen, ist in der Regel jene, den eigenen Lebensstil radikal zu ändern. Wer von Stress geplagt wird, baut diesen ab, wer unter Heimweh leidet, kauft sich eine Rückfahrkarte, und wer gegen seinen Willen das Frühstückmüsli plötzlich alleine einnehmen muss, sucht sich einen neuen Partner. Alles könnte so einfach sein, ist es aber leider nicht. Deshalb empfiehlt es sich, nach Sofortlösungen für die Übergangsphasen zwischen Krise und Idealzustand zu suchen. Falls man Sie mal wieder am Arbeitsplatz nervt, so essen Sie erst mal in Ruhe eine Banane, bevor Sie den Kollegen die Meinung sagen. Betrachten Sie Ihr Schicksal als Aufforderung – sich beispielsweise von Kopf bis Fuß in Eisenkrautduft zu hüllen oder mal wieder ein Entspannungsbad zu nehmen.

SCHLECHTE LAUNE

Sprechstunde

Heute könnten Sie wieder mal Bäume ausreißen – und zwar vor Wut. Am liebsten wären Sie als andere Person zu einer anderen Zeit an einem andern Ort. Doch es nützt nichts: Den Tag, den man so übellaunig begonnen hat, muss man in den meisten Fällen auch zu Ende bringen. Mit Vorteil ohne Personen- und Sachschäden.

Äußere Anwendung

Versuchen Sie tief in den Bauch zu atmen. Stellen Sie sich dabei vor, dass Sie den Bauch mit einer wärmenden Flüssigkeit füllen. Singen Sie schon morgens unter der Dusche ein Lied, möglichst laut. Egal wie es klingt. Was ist Ihr Lieblingsduft? Füllen Sie eine Duftlampe mit dem entsprechenden Öl. Falls Sie zu übellaunig sind, um über Ihren Lieblingsduft nachzudenken: Ein paar Tropfen Vanilleöl aufs Handgelenk, und schon stellt sich ein wohliger Schauer ein. Lassen Sie sich massieren. Falls Ihre Liebsten das Weite gesucht haben, legen Sie selbst Hand an. Für eine bessere Laune sorgt eine Massageöl-Mischung mit Lavendel oder Grapefruit.
Ein paar Tropfen dieses Öls wirken übrigens auch wohltuend im Badewasser. Gehen Sie ein paar Minuten an der frischen Luft spazieren. Etwas Sonnenbestrahlung hebt die Laune und versorgt den Körper mit Vitamin D.

Innere Anwendung

Nicht von ungefähr heißt es, die Wut kommt aus dem Bauch. Beruhigen Sie ihn mit einer Teemischung aus Anis, Fenchel und Kümmel. Auch Bananen, Möhren, Äpfeln und Orangen wird nachgesagt, dass sie schlechte Stimmungen im Nu beseitigen. Wer daran nicht glaubt, versucht es mit Schokolade. Die hilft garantiert, wenn auch nicht für lange. Die sanfte Droge: Eine Messerspitze Muskat in einem warmen Glas Milch sorgt ebenfalls für eine bessere Laune.

DER BESONDERE TIPP

Bevor Sie mit der Axt das Mobiliar zerkleinern, versuchen Sie Folgendes: Ballen Sie Ihre Hände zu Fäusten und spannen Sie die Muskeln an. Spielen Sie mit Ihrer Mimik. Ziehen Sie die Augenbrauen zusammen und rümpfen Sie die Nase. Pressen Sie die Lippen aufeinander. Halten Sie die Anspannung für ein paar Sekunden. Danach dürfen Sie sich wieder entspannen. Übung solange wiederholen, bis Sie sich etwas wohler fühlen.

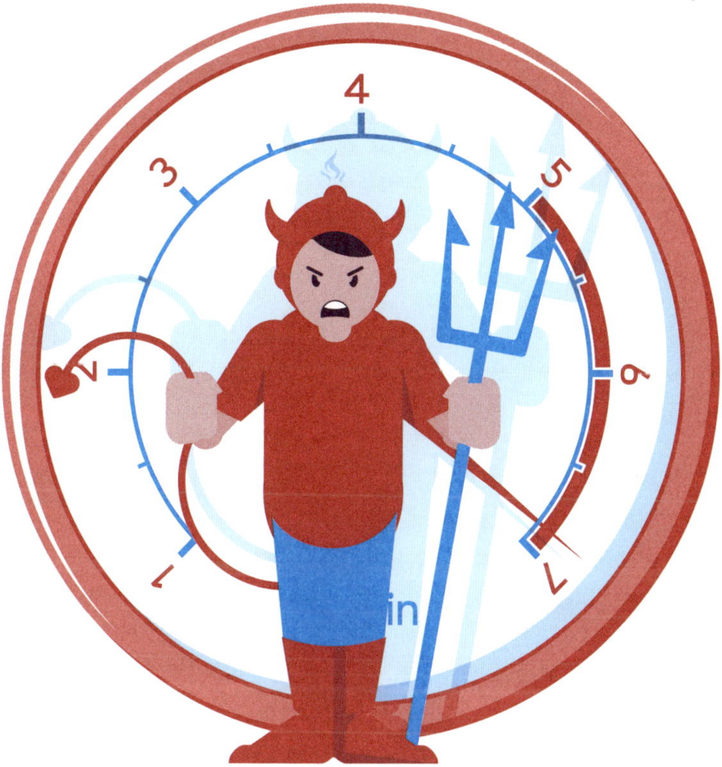

NICHT ÜBERTREIBEN

Mit einer Messerspitze Muskat ist wirklich nur eine geringe Menge gemeint. Erhöht man die Dosis, wirkt die Nuss unter Umständen wie ein übles Rauschmittel. Zudem kann es zu Vergiftungen und Brechreizen führen, was die Laune auch nicht heben dürfte. Und noch etwas: Nichts macht eine Frau übellauniger, als die Unterstellung, ihre Zickigkeit sei ein Vorbote der Menstruation. So etwas sollte niemand behaupten. Falls es aber den Tatsachen entspricht, empfiehlt sich ein Blick in das Kapitel Frauenkrankheiten und Männerleiden.

LEICHTE VERSTIMMUNG

Sprechstunde

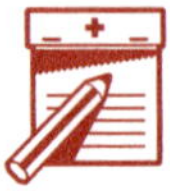

Sie fühlen sich weinerlich und deprimiert. Nichts kann Sie begeistern, und am liebsten möchten Sie sich irgendwohin verkriechen. Doch stattdessen müssen Sie an Sitzungen teilnehmen und zu Hause Freude verbreiten. Versuchen Sie, dem schlechten Tag gleich beizukommen, damit aus ihm nicht eine schlechte Woche wird, der womöglich ein noch schlechterer Monat folgt …

Für den Hypochonder

Wenn Sie weinen müssen, weil Leonardo DiCaprio und Kate Winslet mitsamt der Titanic untergehen, leiden Sie nicht unter einer schweren depressiven Phase.

Äußere Anwendung

Ein paar Tropfen Eisenkrautöl ins Duftlämpchen, tief durchatmen und hoffen, dass der Glücksschub einsetzt. Ein warmes Bad, angereichert mit ein paar Tropfen Lavendelöl, wirkt wunderbar entspannend. Kochen Sie Thymiankraut mit einem Liter Wasser und geben Sie den Sud ins Badewasser. Das Gleiche funktioniert auch mit Lindenblüten. Nehmen Sie ein warmes Fußbad und massieren Sie Ihre Füße anschließend sorgfältig. Nie waren die Menschen glücklicher als in den 70er Jahren, dürfte man annehmen. Und weshalb? Weil die damalige Modefarbe Orange die Stimmung aufhellt. Das mag nicht der einzige Grund für den allgemeinen Frohsinn gewesen sein. Passen Sie Ihre Lichtquellen trotzdem dementsprechend an. Sobald sich in den lichtarmen Monaten die Sonne zeigt, sollten Sie einen Spaziergang unternehmen. Verschieben Sie Ihren Skandinavien-Urlaub auf den Sommer. Lesen Sie T. C. Boyles Wassermusik. Auf Klamauk-Komödien Marke Hollywood sollten Sie allerdings verzichten.
Zu groß ist die Gefahr, dass Sie die zwanghafte Fröhlichkeit noch mehr deprimiert.

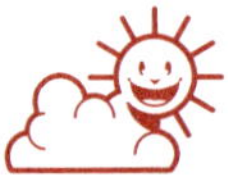

TROSTPFLASTER

Zwischen seelischer Verstimmung und Kreativität scheint offenbar ein Zusammenhang zu bestehen. Nutzen Sie die Ungunst der Stunde: Nicht wenige Schriftsteller haben mit ihrer Trübsalblaserei Weltruhm erlangt. Schreiben Sie Ihr Ungemach in ein Tagebuch. Spätestens dann, wenn Sie einen Verlag gefunden haben, wird sich Ihre Stimmung merklich heben.

Innere Anwendung

Johanniskrauttee bewirkt bei Niedergeschlagenheit kleine Wunder: Einen Esslöffel Johanniskrauttee mit einer Tasse kochendem Wasser überbrühen. Ein paar Minuten ziehen lassen und täglich 3 Tassen trinken. Viel trinken (Wasser!) hebt die Laune. Auch Anisplätzchen werden in manchen Arzneibüchern als Mittel gegen Melancholie empfohlen. Und falls die erhoffte Linderung ausbleibt, helfen Sie zumindest gegen Blähungen. Pralinen enthalten zwar depressionshemmende Substanzen, doch leider hält die Wirkung nicht sehr lange an. Und wird die Schokoladentherapie immer wieder aufs Neue angewandt, dürfte das anschließende Resultat auf der Waage die Stimmung schnell wieder in den Keller jagen. Erkundigen Sie sich in der Naturapotheke nach geeigneten Baldrian-, Hopfen- und Passionsblüten-Präparaten. Alle drei Pflanzen wirken beruhigend und werden oft in Kombination eingesetzt.

Prävention

Ein Spaziergang, ein nettes Gespräch mit einem Freund oder einer Freundin helfen manchmal über erste Missstimmungen hinweg. Treiben Sie Sport und vermeiden Sie es, Ihre Sorgen in tiefe Gläser zu versenken. Alkohol-Euphorien erfreuen sich keiner Nachhaltigkeit.

LIEBESKUMMER

Sprechstunde

Jetzt ist sie weg! (Oder er.) Das ist hundsgemein, und Ihr Leid ist in jedem Fall unverdient. Doch seien Sie realistisch. Statistisch gesehen kommt die Mehrheit der Bevölkerung ohne den von Ihnen beweinten Partner oder die Partnerin aus und macht deshalb keinen sonderlich deprimierten Eindruck. Warum sollten Sie also unglücklich sein? Ganz abgesehen davon, dass die Zeit immer für Sie

WARNUNG

Dauern die seelischen Verstimmungen an, ist es ratsam, Fachpersonal aufzusuchen.

arbeitet. Denken Sie daran, schon bald werden Sie sich kaum noch an ihren/seinen Namen erinnern. Bis dahin gilt es allerdings durchzuhalten.

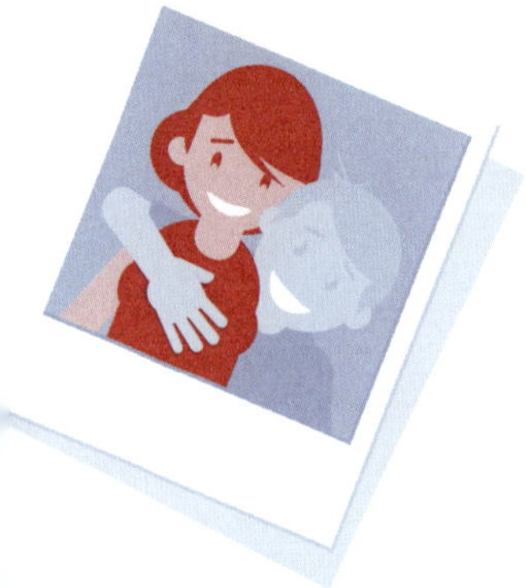

Äußere Anwendung

♀ Für Sie: Tun Sie, was Sie schon immer tun wollten, aber ihm nicht gefiel.

1. Schminken Sie sich die Lippen orange oder rosa.
2. Telefonieren Sie mit zwei Handys gleichzeitig und über mehrere Stunden hinweg.
3. Hören Sie Ihr Lieblingslied mindestens 20-mal hintereinander an.
4. Führen Sie diese Liste mit Ihren individuellen Erfahrungen fort. Mindestens bis Platz 10!

♂ Für Ihn: Tun Sie, was Sie schon immer tun wollten, aber ihr nicht gefiel.

1. Tragen Sie die verwaschene und verbleichte Unterwäsche, die Ihnen Ihre Mutter vor Jahren zum Geburtstag geschenkt hat.
2. Schnarchen Sie, so laut Sie können.
3. Gehen Sie zum Frisör und lassen Sie sich einen Vokuhila-Schnitt verpassen!
4. Führen Sie diese Liste mit Ihren individuellen Erfahrungen weiter. Mindestens bis Platz 10!

WARNUNG
Meiden Sie romantische Komödien und herzerweichende Filme und schauen Sie stattdessen Filme wie: „Unser blauer Planet, die Geheimnisse der Meere“. Beginnen Sie mit dem Lesen eines mehrbändigen Lexikons. Das wird Sie fürs Erste beschäftigt halten und lenkt vom Kummer ab.

Innere Anwendung

Wie bei allen Verstimmungen hilft auch hier Johanniskrauttee. Würzen Sie zudem Ihre Speisen mit Ingwer und Kardamom, das hellt die Stimmung auf.

HEIMWEH

Sprechstunde

Sie fühlen sich unsicher, verwirrt, einsam und deprimiert. Sie sind in einem fremden Land mit lauter unbekannten Menschen. Und obwohl Sie sich auf den Studienaufenthalt oder Arbeitswechsel gefreut haben, hegen Sie nur noch einen Gedanken: „Ich will nach Hause!" Dumm ist nur, dass Sie noch ein paar Wochen oder Monate bleiben müssen.

Äußere Anwendung

Führen Sie Tagebuch und bleiben Sie in Kontakt mit Freunden und Familie. Versuchen Sie dazu, neue Menschen kennenzulernen. Schauen Sie sich das Land und die Stadt an. Unternehmen Sie etwas. Achten Sie auf einen geregelten Tagesablauf und genügend Schlaf. Machen Sie sich eine Liste und führen Sie alle Gründe auf, warum Sie z. B. diesen Auslandsaufenthalt machen wollten. Falls Ihnen keine Gründe mehr einfallen, nehmen Sie diese hier:

- Ich wollte ein neues Land und neue Menschen kennen lernen.
- Ich wollte neue Erfahrungen sammeln, mittels derer ich zu Hause all meine Freunde beeindrucken kann.
- Ich will neue Dinge lernen, die ich in meinem Beruf anwenden kann und die mich weiterbringen.
- Ich will den Franzosen, Engländern, Australiern, Amerikanern usw. endlich mal erklären, wie man etwas richtig macht. (Vielleicht nicht die beste Einstellung, um in der Fremde Freunde zu gewinnen.)

Falls Ihnen wirklich nichts und niemand mehr helfen kann, sollten Sie sich vor Augen führen, dass es auch die Möglichkeit eines Rückfahrtickets gibt. Zum Aufgeben braucht es manchmal mehr Mut als zum Bleiben. Das macht Sie noch lange nicht zum Versager.

Prävention

Sie sollten vertraute Gegenstände mitnehmen. Vielleicht nicht gleich die ganz Bücherwand, aber doch einige Bücher und CDs. Vielleicht ist es anderen Menschen in Ihrem Bekanntenkreis schon ähnlich ergangen. Erkundigen Sie sich, wie sie den Aufenthalt weit weg von zu Hause überlebt haben.

03.2 STRESS UND ERSCHÖPFUNG

STRESS

Stress ist das Lieblingswort der Neuzeit und die Bezeichnung für alle äußerlichen Umstände, die zu einer inneren Unruhe führen. Stress an und für sich ist nicht gesundheitsschädigend. Kritisch wird es erst, wenn eine ständige Belastung vorliegt. Negativer Stress, ausgelöst durch Faktoren wie z.B. Zeitmangel, Lärm, Reizüberflutung, Mobbing oder Angst, kann zu Krankheiten des gesamten Organismus führen. Das Immunsystem wird geschwächt, und die Tore für viele Beschwerden werden geöffnet.

Sprechstunde

Ärger lastet schwer auf Ihrem Magen, und die Angst, dass alles nur noch schlimmer kommt, lässt Ihr Herz schneller schlagen. Versuchen Sie, dem Stress beizukommen und die Stresshormone in Ihrem Körper abzubauen.

Äußere Anwendung

Legen Sie sich hin. Auch wenn es nur für 10 Minuten ist. Die Schlussentspannung im Yoga dauert auch nicht viel länger. Atmen Sie ruhig und tief. Langsam einatmen, kurz den Atem anhalten und langsam ausatmen. Versuchen Sie folgende Atemübung: Atmen Sie tief ein und aus und halten Sie dabei abwechselnd das linke und rechte Nasenloch zu. Das verhilft dem Hirn zu einer optimalen Durchblutung. Für den Moment wirken ein paar Tropfen Lavendelöl im Duftlämpchen, sie entspannen. Manche Menschen behaupten, dass Holzblasinstrumente beruhigend auf die Nerven wirken.
Nachbarn von Klarinettenspielern haben diese Theorie allerdings nie bestätigt. Dagegen steigern Walgesänge nicht nur bei ihresgleichen, sondern auch bei uns Menschen das Wohlbefinden. Rennen Sie die Treppe hoch, so schnell Sie können. Durch körperliche Betätigung werden Stresshormone schneller abgebaut. Noch besser ist es, sich mittags eine halbe Stunde zu bewegen.

Innere Anwendung

Sofortmaßnahme: Essen Sie eine Banane! Bananen bringen Ruhe in den Organismus und geben Ihnen neue Energie. Noch effizienter ist Bananenmilch. Milch enthält Kalzium und stärkt zusätzlich bei Müdigkeit und Erschöpfung. Trinken Sie ganz langsam ein großes Glas Wasser und kauen Sie Kaugummi, um dem stressbedingten Spannungskopfschmerz vorzubeugen.

Der Anti-Stress-Speisezettel

Essen Sie nicht alle angegebenen Nahrungsmittel wild durcheinander, da sonst Ihr Magen in Stress gerät. Ginseng kann zwar nicht Ihre unerledigte Arbeit erledigen, gibt Ihnen jedoch die nötige Ruhe, das selbst zu tun. Ginseng ist in Form von Kapseln, Pulver oder als Tee im Handel erhältlich. Trinken Sie viel. Bei Stress beginnt der Körper zu schwitzen oder vermehrt Harn auszuscheiden. Beides hat einen Flüssigkeitsverlust zur Folge. Auf Ihre persönliche Getränkekarte gehören Wasser, Fruchtsäfte und Kräutertees. Lavendel- und Melissentee beruhigen und wirken harmonisierend. Früchtetee (Hibiskus) stärkt die Nerven. Honeybusch-Tee wirkt vorbeugend, beruhigt und schützt zudem vor Erkältungen. Kaffee ist zu meiden, da er zusätzlich nervös und unruhig macht. Auch mit Kaffee-Alternativen sollte man in Stresssituationen vorsichtig umgehen: Das im Schwarz- und Grüntee enthaltene Tein wirkt nämlich ebenfalls anregend. Wenn auch nicht so aufputschend wie Koffein.

Zum Essen empfiehlt sich z.B. Vollkornbrot mit Sonnenblumenkernen, Roggen, Hülsenfrüchten, Nüssen oder Datteln. Statt Fleisch sollten Sie vermehrt Fisch essen. Trinken Sie magnesiumhaltiges Mineralwasser. Vor allem Lebensmittel mit den Vitaminen B1, B2, B6 und B12 sind wirkungsvoll bei Stress. Falls Sie sich Ihren Speisezettel selbst zusammenstellen möchten, steht Ihnen eine breite Palette mit Leckereien zur Verfügung, die allesamt über viel Vitamin B verfügen: Avocados, Bananen, Fisch, Geflügel, Spinat, Vollkorngetreide, Walnüsse, Weizenkeime (Vitamin B6). Eier, Käse, Milch, Quark, Sushi, Austern, Hühnerleber, Heringe, Makrelen, Ölsardinen und Sauerkraut (Vitamin B12). Pilze, Sonnenblumenkerne, Sesamsamen, Lachs, Mandeln, Sojaprodukte, Vollkorngetreide, Eier, Rindfleisch und Joghurt (Vitamin B2).

ERSCHÖPFUNG UND MOTIVATIONSPROBLEME

Sprechstunde

Sie sind müde, matt und lustlos. Schon die kleinste Anstrengung ist Ihnen zu viel.

Äußere Anwendung

Reiben Sie sich morgens nach dem Duschen mit einer Apfelsinenschale ein (01). Das Zitrusöl belebt und erfrischt. Insbesondere an einem grauen Herbsttag oder im launischen April. Trockenbürsten regt den Kreislauf an. Ein Rosmarinbad verleiht neuen Schwung. Noch effizienter wirkt das Kraut, wenn Sie einem möglichst neutralen Duschgel ein paar Tropfen Rosmarinöl beigeben. Auch ein Ingwerbad wird Ihnen helfen, neue Energie zu tanken, und wirkt zugleich entspannend. Schneiden Sie 500 Gramm Ingwerwurzeln in Scheiben. Geben Sie die Scheiben anschließend in einen Baumwollsack und kochen Sie den Sack 30 Minuten in 8 Liter Wasser. Geben Sie den Sud ins Badewasser und legen Sie sich 20 Minuten hinein. Achtung: Nie den Stöpsel rausziehen, solange Sie noch in der Wanne sitzen. Sonst fließt die ganze neu gewonnene Energie den Abfluss hinunter, sagt der Chinese.
Ein Pfefferminzbad für die Füße, und Sie tanzen die ganze Nacht. Drei Teebeutel in eine Schüssel geben und mit kochendem Wasser übergießen. Zusätzlich können noch ein paar Tropfen Pfefferminzöl beigegeben werden. Wer die Küchenkräutertöpfe auf dem Balkon plündern möchte, reibt die Beine mit frischer Minze ein. Was zu den Tomaten gut schmeckt, hilft auch gegen Motivationskrisen, behauptet man zumindest in den südlichen Gefilden Europas. Massieren Sie die Mitte der Stirn mit ein paar Tropfen Olivenblütenöl ein.

Innere Anwendung

Ein Becher Sanddornsaft zum Frühstück, und Sie fühlen sich fit für den ganzen Tag. Eine Miso-Suppe zum Frühstück ist vielleicht etwas gewöhnungsbedürftig, liefert aber schon

GESUND UND SCHÖN

Eine ayurvedische Ölmassage hilft bei der Stressbewältigung, beruhigt das Nervensystem, erhöht die Widerstandskraft, löst Schlacken, erhält Sie jung und macht den Körper widerstandsfähig: Gießen Sie etwas Bio-Sesamöl in eine kleine Pfanne. Geben Sie ein paar Tropfen Wasser dazu und stellen Sie die Herdplatte auf die höchste Stufe. Sobald es zischt und brodelt, nehmen Sie die Pfanne vom Herd und warten, bis das Öl lauwarm ist. Dann massieren Sie das Öl in den ganzen Körper ein. 10 Minuten einwirken lassen und danach kurz heiß duschen.

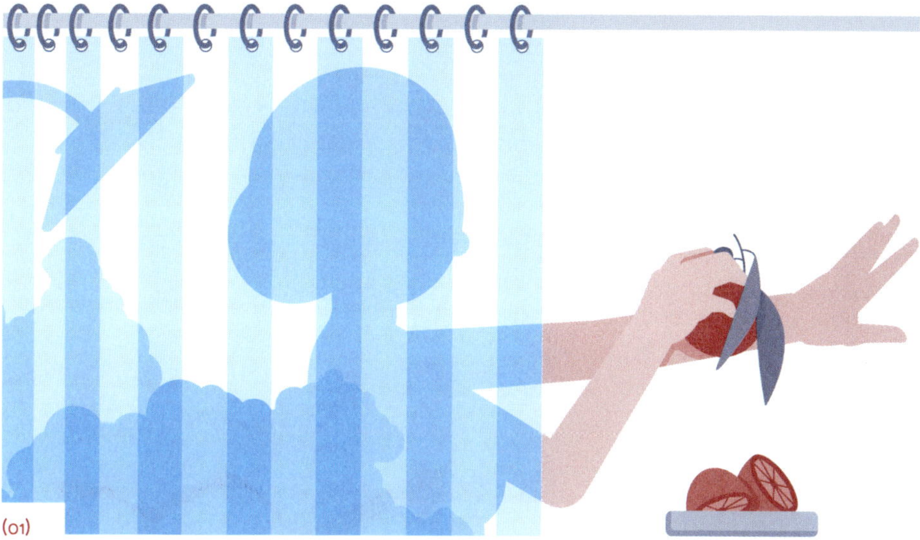

(01)

nach wenigen Schlucken genügend Kraft und Energie, um einen Sumoringer zu heben. Na ja, zumindest in der Vorstellung. Sind Ihre Fingernägel spröde und brüchig? Das Haar strähnig und dünn? Vielleicht hat Ihre Mattheit auch etwas mit Eisenmangel zu tun. Achten Sie auf eine vollwertige Ernährung, gewürzt mit viel Petersilie, Basilikum, Estragon, Dillkraut und Thymian. Die feinen Küchenkräutchen enthalten zudem Vitamin C, was ja auch nicht zu verachten ist und hilft, das Eisen zu verwerten. Trinken Sie 3 Tassen Eisenkrauttee pro Tag. Lassen Sie Ihr Blut regelmäßig untersuchen, um nachzuforschen, ob Ihre Eisenspeicher gefüllt sind.

Prävention

Einmal mehr: Verzichten Sie auf Zigaretten. Nikotin ist ein übler Vitamin-C-Räuber.

WARNUNG

Falls Sie sich schon lange unmotiviert und müde fühlen, sollten Sie sich von einer Fachperson untersuchen lassen.

BURN-OUT

Sprechstunde

Was Sie früher noch begeisterte, ist Ihnen heute eine Qual. Sie mögen Ihren Beruf nicht mehr, aber arbeiten trotzdem bis zum Umfallen. Sie haben Mühe, sich zu konzentrieren, und Ihnen ist ab und zu schwindlig. Nachts schlafen Sie schlecht oder gar nicht. Ihre eigenen Bedürfnisse haben Sie schon lange aus den Augen verloren. Burn-out ist in aller Munde. Kein Wunder, denn die Arbeitswelt ist in den letzten Jahren nicht flauschiger geworden. Wenn Sie das Gefühl haben, an einem Burn-out-Syndrom zu leiden, sollten Sie in jedem Fall einen Arzt aufsuchen.

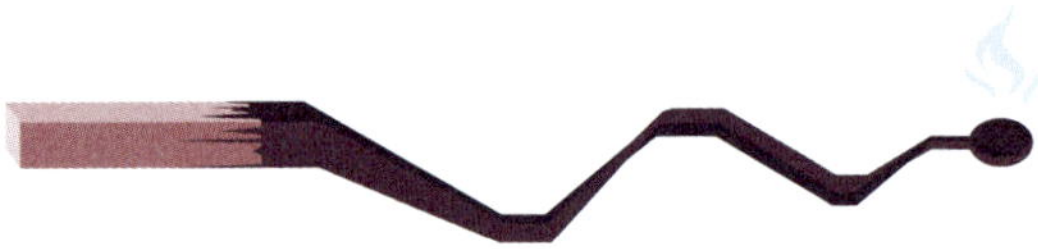

Äußere Anwendung

Bewegung hilft und sollte mindestens dreimal pro Woche gepflegt werden. Fichten- und Rosmarinbäder bewirken keine Wunder, beleben jedoch Körper und Geist.

Innere Anwendung

Unterstützend wirken entspannende Tees: Baldrian-, Johanniskrauttee. Hopfen wirkt beruhigend und leicht stimmungsaufhellend. Unterstützen Sie den Organismus mit Ginseng.

Prävention

Achtung: Jetzt kommt alles, was leichter gesagt ist als getan. Aber Entspannungstechniken können einem Burn-out entgegenwirken, so fern sie regelmäßig angewendet werden. Sorgen Sie für Entspannungsphasen im Alltag, üben Sie Aktivitäten mit Ihrer Familie aus. Ernähren Sie sich gesund und achten Sie auf genügend Schlaf.

SCHLAFBERATUNG

Der Mensch verbringt ein Drittel seines Lebens im Schlaf. Kann die Ruhephase nicht eingehalten werden, so treten bereits nach kurzer Zeit körperliche und seelische Beschwerden auf. Ob man genug geschlafen hat, spürt man übrigens daran, wie man sich am nächsten Tag fühlt. Sind Sie nach 6 Stunden Schlaf weder müde noch zerschlagen, brauchen Sie sich nicht zu 12 Stunden zu zwingen. Allerdings sollten Sie Ihren körperlichen Zustand über längere Zeit beobachten, bevor Sie sich vom 8-Stunden-Schlaf verabschieden.

SCHLAFLOSIGKEIT

Sprechstunde

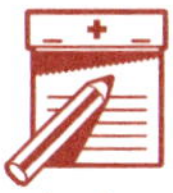

Sie wälzen sich schlaflos im Bett, hin und her und wieder zurück. Sämtliche Schafe des Weltalls sind schon gezählt, und alles, woran Sie jetzt noch denken können, ist die Steuerrechnung, der bevorstehende Zahnarzttermin und der Ärger mit dem Kollegen.

Äußere Anwendung

Nehmen Sie vor dem Schlafen eine lauwarme Dusche. Im Sommer dämmen Sie auf diese Weise zusätzlich auch noch die Schweißausbrüche zwischen den Laken ein. Folgender Ratschlag gilt nur für den Hochsommer: Verwahren Sie Ihre Nachtwäsche im Kühlschrank. Dann ist sie wunderbar kühl und fühlt sich angenehm an. Der Trick klappt allerdings nur bei Baumwollgewändern. Nehmen Sie ein warmes Bad, versetzt mit ein paar Tropfen Lavendel-, Lindenblüten- oder Kamillenöl. Lassen Sie das Schlafzimmerfenster einen Spaltbreit geöffnet. Es sei denn, Sie wohnen an einer Schnellstrasse. Legen Sie am Abend noch einen Spaziergang ein und lesen Sie vor dem Schlafengehen ein entspannendes Buch. Zur guten Nacht besonders zu empfehlen:
Ein Grammatikbuch der französischen Sprache. Ihr lokales Telefonverzeichnis, die Gebrauchsanweisung Ihres DVD-

Geräts in mindestens 5 Sprachen. In manchen Naturapotheken können spezielle Kräuterkissen erworben werden. Meist ein kleiner Baumwollsack, der mit Hopfen-, Lavendel-, Orangen-, Kamillen-, Melissen- und Pfefferminzblüten gefüllt ist. Das Schnuppern daran erleichtert das Einschlafen. Kalte Füße verhindern das Einschlafen. Ein warmes Fußbad sorgt also für Entspannung. Diese Wirkung kann auch mit den „nassen Socken", einer Sebastian-Kneipp-Anwendung, erzielt werden: Zuerst die Füße in einem Fußbad aufwärmen. Danach ein Paar Baumwollsocken in kaltes Wasser tauchen, auswringen und anziehen. Darüber kommt ein Paar wärmende Wollsocken. Falls Sie nicht der Schlag getroffen hat, sollten Sie jetzt entspannt sein. Längerfristig führen Entspannungstechniken wie autogenes Training und Yoga zum Erfolg.

Innere Anwendung

Schon tausendmal gehört, gilt aber immer noch: Lauwarme Milch mit Honig beruhigt und ist gut für die Nerven. Falls Sie keine Milch mögen, versuchen Sie's damit: ein Glas Wasser, etwas Apfelessig und 2 Teelöffel Honig. Etwas besser als Essigwasser schmeckt Apfelschalentee mit Honig. Kochen Sie getrocknete Apfelschalen mit Wasser auf und süßen Sie den Tee nach Belieben mit 2 bis 3 Teelöffeln Honig. Schon sein Name schläfert ein: Trinken Sie vor dem Schlafengehen eine Tasse Baldriantee. Melissen- oder Passionsblumentee hilft ebenfalls. Lavendelblüten kann man zu Tee verarbeiten: 1 Esslöffel trockene Blüten aufbrühen, 10 Minuten zugedeckt ziehen lassen und vor dem Einschlafen trinken. Wer nachts immer wieder aufwacht, kann sich mit Trockenfrüchten auf dem Nachttisch behelfen, die regulieren den Traubenzuckergehalt im Hirn.
Würzen Sie Ihr Abendessen mit Safran. In der Volksmedizin wird dem gelben Gewürz eine schlaffördernde und beruhigende Wirkung nachgesagt. Auch Dillspitzen wirken einschläfernd, heißt es.

Prävention

Verzichten Sie auf schwere Mahlzeiten vor dem Schlafengehen. Keine ölhaltigen Speisen, aber auch keine Salate, da roher Salat ebenfalls schwer verdaulich ist.

SCHNARCHEN

Sprechstunde

Gleich neben Ihrem Ohr wird Waldarbeit verrichtet. Das Gesäge lässt Sie nicht schlafen, falls es gar Ihr eigenes ist, wachen Sie im Viertelstundentakt wieder auf. Der Bären-Soundtrack kann viele Ursachen haben. Doch bevor Sie mitten in der Nacht zum Äußersten greifen und vorhaben, die Nasenpolypen oder Rachenmandeln Ihres Partners selbst herauszuoperieren, gäbe es noch das eine oder andere Hausmittelchen zu erproben.

Äußere Anwendung

Die meisten Menschen schnarchen, wenn sie auf dem Rücken liegen. Also ist die Seitenlage angebracht. Notfalls einen Tennisball in den Pyjama einnähen, damit die Rückenlage unbequem und die Seitenlage eingehalten wird. Auch ein größeres Kissen tut seinen Zweck. So liegt der Kopf etwas höher. Falls es die Bettstatt erlaubt, das Kopfteil der Matratze zu diesem Zweck etwas höher stellen. Wird das Schnarchen durch eine Erkältung verursacht, kann die Brust mit einer Erkältungssalbe eingerieben werden. Weitere Anwendungen gegen Erkältung finden Sie ab Seite 34.

Innere Anwendung

Wer schnarcht, sollte abends auf Alkohol und schwere Speisen verzichten. Ganz einfach.

WARNUNG

Die Einnahme von Schlaftabletten führt zwar unmittelbar zum Erfolg, trotzdem sollte nach einer natürlichen Alternativbehandlung geforscht werden. Schlafmittel führen innerhalb weniger Zeit zu einer starken Abhängigkeit. Dasselbe gilt auch für Alkohol.

KONZENTRATIONSSCHWÄCHE

Sprechstunde

An manchen Tagen kommt es vor, dass das Hirn schon Feierabend meldet, bevor man überhaupt mit der Arbeit beginnt.

Äußere Anwendung

Übungen zur Wiederherstellung der Konzentration und des Selbstbewusstseins: die Chopin-Methode. Sie verbessert das Kurzzeitgedächtnis. Spielen Sie auf dem Schreibtischrand Klavier. Beginnen Sie mit einer Tonleiter und steigern Sie Ihr Spiel bis hin zu einer komplizierten Etüde. Ballen Sie die Hände zu Fäusten und öffnen Sie sie wieder. Machen Sie diese Übung mehrmals hintereinander. Hilft auch, um auf einer langweiligen Sitzung wach zu bleiben. Setzen Sie auf selbiger Sitzung eine Sonnenbrille auf und schreiben Sie mit den Augen unauffällig eine Acht.
Warum hat wohl Tarzan immer gegen seine Brust getrommelt? Um sein Selbstbewusstsein zu stärken. Klopfen Sie auf Ihre Thymusdrüse. Das hilft nicht nur gegen den Stress, den Griff nach der Liane zu verfehlen, sondern wird Ihnen bei der Arbeit zu neuer Achtung verhelfen. (Die Thymusdrüse befindet sich gleich hinter Ihrem Brustbein.)
Immer zu empfehlen: Überkreuzübungen. Greifen Sie mit der rechten Hand an ein linkes Körperteil und im Wechsel mit der linken Hand an ein rechtes. Ideale Vorturner sind Laurel & Hardy alias Dick & Doof. Die beiden beherrschten die Koordinationsübung „Kniechen, Näschen, Öhrchen" bis zur Vollkommenheit. Schaffen Sie sich die entsprechende DVD an. Lüften Sie Ihr Büro. Ein paar Minuten am geöffneten Fenster tief durchatmen belebt den Geist. (Es sei denn, Ihr Arbeitsplatz befindet sich an einer Autobahnraststätte). Drehen Sie regelmäßig ein paar Runden um Ihren Schreibtisch.

Innere Anwendung

Ein Fünfkorn-Müsli zum Frühstück klingt nach nie erfüllten guten Vorsätzen. Einen Versuch ist es trotzdem wert. Trinken Sie dazu eine Tasse grünen Tee. Überhaupt wäre grüner Tee in mancher Hinsicht gesünder als der Kaffee. Denn grüner Tee hilft für und gegen fast alles. Essen Sie zwischendurch mal eine Birne oder einen Obstsalat.
Achten Sie darauf, dass die Birnen unbefleckt und frisch sind. Faule Birnen bringen die Gedanken nicht in Schwung. Bananen hellen nicht nur die Stimmung auf, sondern stopfen auch das schwarze Loch im Hirn. Lemongrass oder Zitronengras, wie wir die Stengel nennen, ist in Südostasien als Gewürz in jedem Eintopf anzutreffen. Der feine Duft hat eine anregende Wirkung, und als Tee genossen, sollen die wohlriechenden Gewächse sogar das Denkvermögen fördern. Entfernen Sie die äußeren Blätter und schneiden Sie die inneren in feine Röllchen. Mit heißem Wasser übergießen und ziehen lassen. Wer will, kann noch ein paar Scheiben Ingwer dazugeben, das wiederum wirkt sich positiv auf die Blutzirkulation aus. Eine Gemüsebrühe zu Mittag vermag zwar keine Hirntoten wiederzubeleben, verleiht aber, in kleinen Schlucken getrunken, neue Energie.

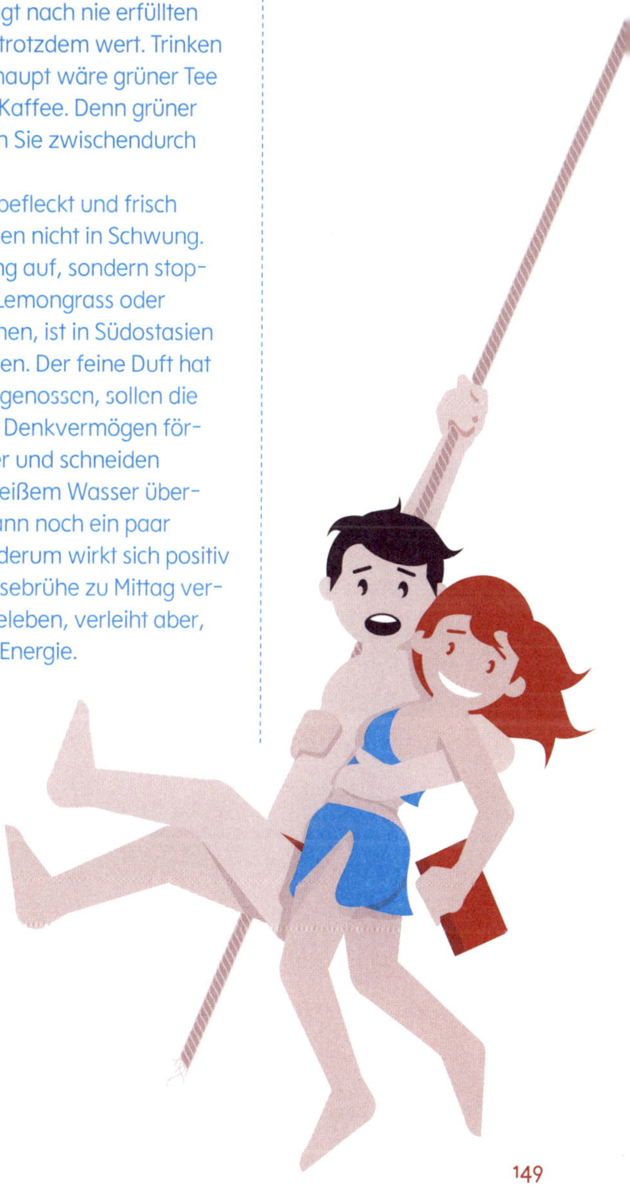

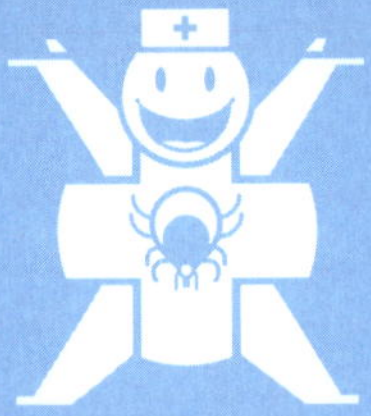

Zu Hilfe! Insekten und Parasiten

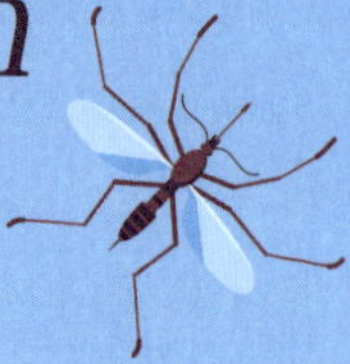

INSEKTEN

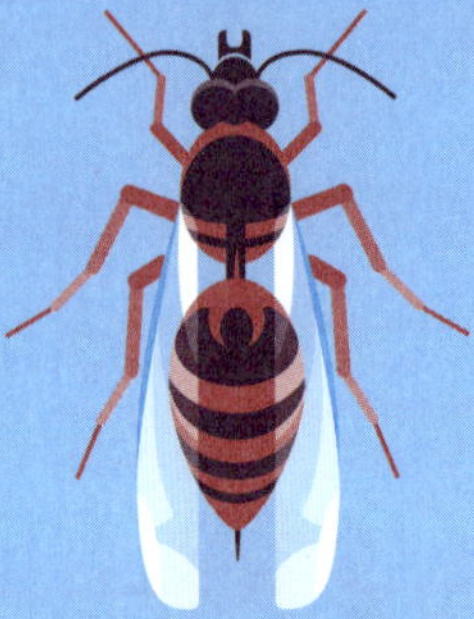

MÜCKEN, BIENEN, WESPEN & CO.

Kommt es im Kampf um das Konfitürebrot auf der Terrasse zu Begegnungen zwischen Mensch und Insekt, folgt daraus nur allzu oft ein Stich. Was aber noch keinen Grund zur Besorgnis gibt: Mücken-, Bremsen-, Bienen- und Wespenstiche sind im Allgemeinen harmlos. Es gibt jedoch Menschen, die auf die Gifte der Insekten allergisch reagieren.

FÜR DEN HYPOCHONDER

Dass Mückenstiche ein wenig jucken, ist normal, und dass es zu einer kleinen Rötung kommen kann, auch. Bevor Sie den Notarzt oder einen Dermatologen aufsuchen, sollten Sie untenstehende Anwendungen testen.

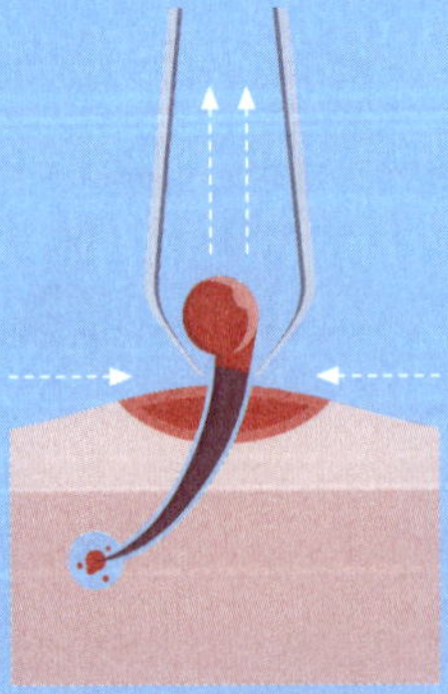

ÄUSSERE ANWENDUNG

Bei einem Wespenstich: Wenn möglich, Stachel mit einer Pinzette oder von Hand entfernen. Nie den Giftsack am oberen Ende des Stachels berühren, weil sonst noch mehr Gift in das Gewebe eindringt. Einstichstelle mit einem gekühlten Waschlappen befeuchten. Falls zur Hand, mit Zwiebelsaft oder zerquetschten Efeublättern desinfizieren. Teebaumöl aus der Apotheke nimmt den Juckreiz. Falls Sie an abgelegener Stelle von einer Wespe angefallen werden und gar nichts zur Hand haben, kann der Stich auch mit dem eigenen Speichel benetzt werden. Bei heftigen örtlichen

WARNUNG

Sie haben mitsamt der Pfirsichbowle eine Wespe verschluckt? Bei Stichen in den Mund oder in den Hals, Eiswürfel lutschen, kalte Umschläge auflegen und umgehend den Notarzt rufen.

WARNUNG

Bei starken Reaktionen auf einen Insektenstich wie Erbrechen, Durchfall, Schwellung der Lippen, Schwellung des Rachenraumes, Veränderung der Stimme (Krächzen) oder Atemnot muss umgehend ein Notarzt aufgesucht werden. Auch, falls die Schwellungen, die vom Stich ausgehen, sich immer weiter über den Körper verbreiten oder der Betroffene ohnmächtig wird.

Reaktionen sind zusätzliche Maßnahmen erforderlich: Eine Quarkauflage mit gekühltem Magerquark wirkt Wunder. Befinden Sie sich gerade auf einem Picknick in freier Wildbahn, klauben Sie die Gurkenscheiben vom Brötchen. Nötigenfalls mit Mineralwasser von der Mayonnaise befreien. Legen Sie diese auf den Insektenstich. Knoblauch- und Zwiebelscheiben auflegen hilft auch.

PRÄVENTION

Mückenstichen beugt man mit Lavendel, Thymian und Zitronenmelisse vor – die mögen die Viecher gar nicht gerne. Bepflanzen Sie Ihren Balkon dementsprechend. Erhitzen Sie etwas Essig und stellen Sie ihn in einer offenen Schale auf den Tisch. Bienen und Wespen verabscheuen den Geruch von erhitztem Essig (manche Gäste leider auch). Auch dieser Trick funktioniert: Kochen oder grillen Sie Zwiebeln. Heiße Zwiebeln sind bei Wespen extrem unbeliebt.
Mücken fühlen sich von dunkler Kleidung angezogen. Textilien aus hellem, dichtem und stichfestem Gewebe sind deshalb zu bevorzugen. Tragen Sie Schuhe, da sich Wespen häufig am Boden im Gras aufhalten. Es empfiehlt sich nicht, abends zu leicht bekleidet im Freien herumzustreifen (aus diversen Gründen). Bienen und Wespen werden durch offen herumstehende Speisen und Getränke angelockt. Decken Sie die Speisen ab. Nervöse Bewegungen ärgern Bienen und Wespen, was oft mit einem Stich quittiert wird. Verhalten Sie sich deshalb immer ruhig, wenn Biene Maja und Konsorten über Ihrem Teller kreisen.
Übrigens: Vorbei die Zeiten, in denen man bei geöffnetem Fenster kein Licht mehr brennen lassen durfte. Laut Biologen lockt das Licht kaum Mücken an. Die Opfer werden durch das ausgeatmete Kohlendioxid lokalisiert: ein Zeichen dafür, dass der unfreiwillige Blutspender lebt. Von einer konsequenten Atemunterdrückung ist allerdings abzuraten.

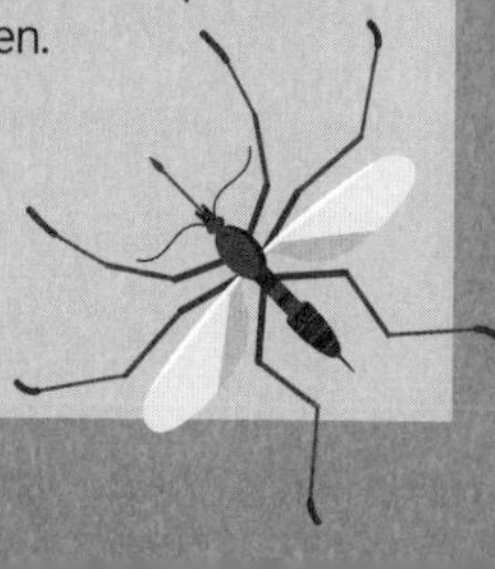

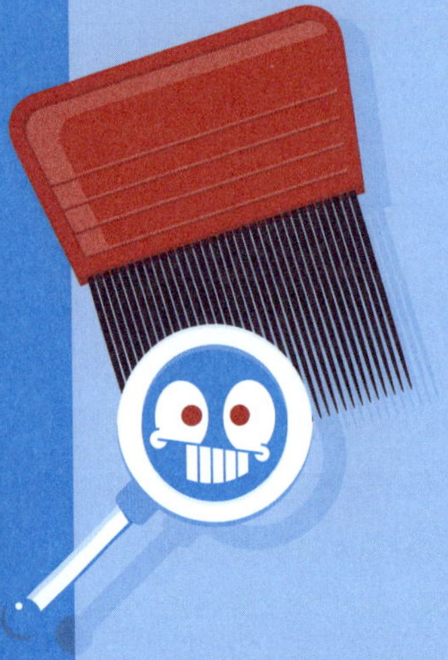

PARASITEN

KOPFLÄUSE

Die Kopflaus ist ein sechsbeiniger Parasit, der sich mit Vorliebe von menschlichem Blut ernährt. Um Kopfläuse loszuwerden, bedarf es viel Geduld und Ausdauer. Der ungebetene Gast verlässt nur ungern seinen Wirt, und wenn, dann nicht ohne vorher für genügend Nachwuchs (Nissen) gesorgt zu haben. Kopfläuse sitzen meist in der Nähe der Haarwurzel, oberhalb des menschlichen Nackens oder hinter dem Ohr. Mit einer Lupe sind sie in jedem Fall gut erkennbar. Ihre Ableger, die Nissen, sind weiß und kleben am Haar fest. Fehlen diese Merkmale, dürfte es sich nicht um einen Lausbefall handeln. Es spricht nichts dagegen, auch mal im Haupthaar Ihres Nächsten nachzusehen.

FÜR DEN HYPOCHONDER

Ja, ganz recht, schauen Sie genau hin: Es gibt keine exaltierten Haarschuppen. Bewegt sich etwas auf der Kopfhaut, dürfte es sich um eine Laus handeln. Waschen Sie das Haar zur Überprüfung mit Haarbalsam Ihrer Wahl. Kämmen Sie es mit einem Lauskamm durch. Bleibt etwas hängen? Dann ist es ratsam weiterzulesen.

ÄUSSERE ANWENDUNG

Das wichtigste Instrument zur Lausbekämpfung ist ein Lauskamm. Erhältlich in den meisten Apotheken und Drogerien. Waschen Sie das Kopfhaar alle paar Tage mit einer zweiprozentigen Essiglösung. Essig verdirbt den Läusen den Appetit und schwächt sie. Danach kann man sie besser ausspülen. In der Apotheke sind unterschiedliche Lausbekämpfungsshampoos erhältlich. Bei länger andauerndem Befall sollten Sie von Zeit zu Zeit die Marke wechseln. Auch Rosmarin- und Lavendelöl helfen, Läuse abzutöten. Mischen Sie ein paar Tropfen in eine halbe Tasse Olivenöl und massieren Sie das Öl ins noch feuchte Haar. Eine Stunde einwirken lassen und danach Haare mit einer Spülung auswaschen. Eine Sitzung unter der Trockenhaube vergrämt Kopfläuse.

Diese Anwendung ist allerdings für Kinder und Menschen mit einer empfindlichen Kopfhaut nicht zu empfehlen. Nissen lassen sich am besten aus weichgespülten Haartrachten entfernen. Mancher schwört darauf, das Haar mit Mayonnaise oder Öl einzufetten, um die Entfernung der Nissen zu vereinfachen. Legen Sie Hand an. Nissen lassen sich nie restlos mit dem Lauskamm entfernen. Alle Behandlungsarten müssen wiederholt werden, um neu geschlüpften Läusen den Garaus zu machen.

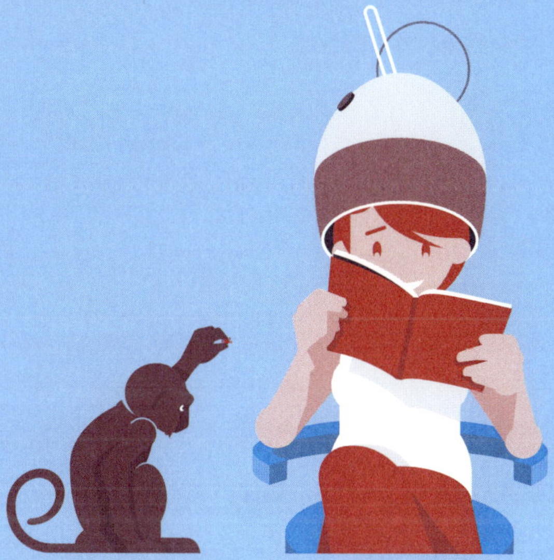

PRÄVENTION

Tauschen Sie keine Kopfbekleidung mit von Läusen befallenen Mitmenschen. Reinigen Sie Polstergruppen und Fransenteppiche sorgfältig mit dem Staubsauger. Bettwäsche und andere Kleidungsstücke, die mit dem Kopf in Berührung gekommen sind, müssen bei 60° C gewaschen werden. Verwenden Sie ein spezielles Haarshampoo, das dem Befall von Läusen vorbeugt. Kürzen Sie das Haar um einige Zentimeter. Notfalls, bis die Kopfhaut blank im Spiegel leuchtet.

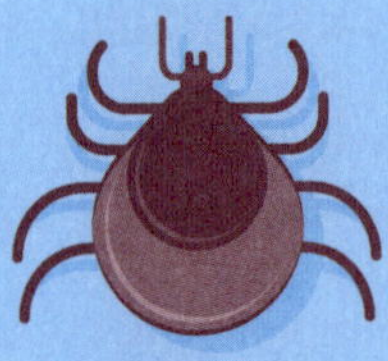

ZECKEN

Zecken sind spinnenartige Insekten, die ihr Leben vor allem mit Warten verbringen. Sie warten in Sträuchern und auf Grashalmen im Unterholz, höchstens 80 cm ab Boden, bis sie, ähnlich wie die Mücken, durch das Ausatmen von Kohlendioxid und die Körperwärme ihre Opfer wahrnehmen. Danach halten Sie sich an ihrer Beute fest. Zeckenbisse nimmt man kaum wahr, da der Biss nicht schmerzt.

FÜR DEN HYPOCHONDER

Ihre Angst vor Zecken ist berechtigt! Zecken können schwerwiegende Krankheiten wie Borreliose oder Frühsommer-Meningoenzephalitis übertragen. Überprüfen Sie nach jedem Spaziergang unbedeckte Körperteile und benutzen Sie Insektenspray.

Zecken richtig entfernen (01):

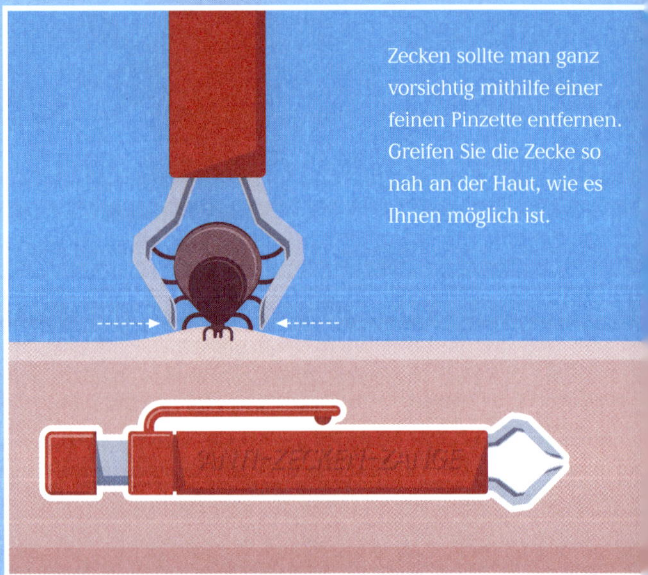

WARNUNG

Sind Sie nicht sicher, ob die Zecke richtig entfernt wurde, oder verspüren Sie nach dem Biss Beschwerden irgendeiner Art, dann suchen Sie unbedingt einen Arzt auf.

WARNUNG

Zecken sind von Frühling bis Spätherbst aktiv, nicht nur im Frühsommer. Sie konzentrieren sich meist auf bestimmte Gebiete, was bedeutet, dass Sie auch an Ihrem Urlaubsort vorsichtig sein und sich zumindest erkundigen sollten, ob das entsprechende Gebiet von Zecken heimgesucht wird.

ÄUSSERE ANWENDUNG

Entfernen Sie die Zecke (01) mit einer Pinzette, möglichst hautnah. Sie muss in einem graden Zug ohne Drehung entfernt werden. Verzichten Sie auf Hausmittelchen wie Öl und Ähnliches. Dadurch werden die Erreger erst recht übertragen.

PRÄVENTION

Das Zeckenbiss-Verhütungs-Programm: Tragen Sie helle und geschlossene Kleidung, lange Ärmel, lange Hosen, Gummistiefel oder geschlossene Schuhe und ein insektenabweisendes Mittel auf der Haut. Begeben Sie sich nicht ins Unterholz. Streicheln Sie keine wilden Tiere. Zahme übrigens auch nicht. Beide könnten Zecken in ihrem Fell mitführen. Trotz aller Vorsicht können Sie von Zecken gebissen werden. Suchen Sie Ihren Körper nach Zecken ab. Insbesondere zwischen den Beinen, unter den Armen, um den Bauchnabel herum, am Kopf, Hals und an den Ohren. Zecken lieben warme Körperstellen und weiche Haut.

Ziehen Sie die Zecke langsam, ohne Drehbewegung, nach oben weg. Der Zug sollte bis zu 60 Sekunden andauern, bis sich die Zecke dann meist von alleine löst.

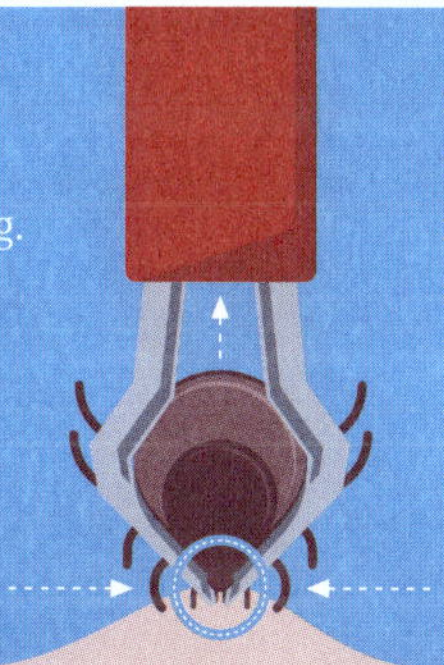

Achten Sie darauf, den Kopf der Zecke weder zu quetschen, noch abzutrennen.
Die Zecke muss restlos aus der Haut entfernt werden.

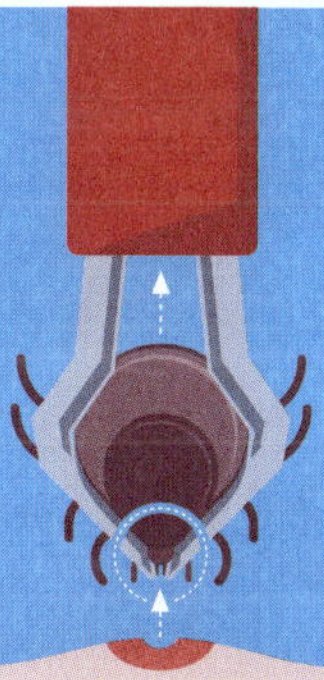

Nach dem Entfernen betupfen Sie die Bissstelle mit einem Desinfektionsmittel. Die entfernte Zecke bitte nicht achtlos wegwerfen. Bei Verdacht auf eine Infektion lassen Sie die Zecke von Ihrem Arzt auf Krankheitserreger untersuchen.

04 IM NOTFALL

Tritt ein Notfall ein, ist überlegtes Handeln gefragt. Muss ein verstauchter Fuß zuerst hoch-gelagert werden, oder soll man den ganzen Patienten in die Bewusstlosenlage bringen – auch wenn er ansonsten noch putzmunter ist? Ob Schürfwunde, Stromschlag oder Sonnenstich, folgendes Kapitel empfiehlt die richtigen Maßnahmen für Notfallsituationen, in die man leider ganz ohne Vorwarnung gerät. Garantiert rotkreuzgeprüft.

04.1 WUNDEN UND BLUTUNGEN

WUNDEN ALLGEMEIN

Bei einer Wundbehandlung sollten nach Möglichkeit immer Handschuhe getragen werden, um sich und den Patienten zu schützen. Berühren Sie die Wunde nicht! Wann wurde das letzte Mal gegen Wundstarrkrampf geimpft? Vor oder während der Schulzeit, vor 20 Jahren? Dann besteht die Gefahr einer Blutvergiftung. Rissquetschwunden (stark ausgefranste Wunden), Bisswunden, Stichwunden, Wunden im Gesicht, an den Gelenken bei Säuglingen, Kleinkindern und älteren Menschen sollten unmittelbar einem Arzt gezeigt werden. Ebenso pulsierende stark blutende Wunden.

SCHNITTWUNDEN

Sprechstunde

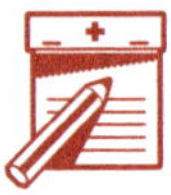

Anstelle des Fisches haben Sie Ihren Finger filetiert. Beim Zuspitzen eines Bratspießes ist Ihnen das Messer weggerutscht und Sie haben sich in den Finger geschnitten oder sind barfuß in eine Scherbe getreten. Schnittwunden können tief sein. Sie bluten oft stark, was das Infektionsrisiko vermindert; denn wenn die Wunde stark blutet, reinigt sie sichselbst.

Äußere Anwendung

Stoppen Sie den Blutfluss, indem Sie das verletzte Glied hochhalten und es fest mit einer Kompresse oder einem Tuch umwickeln. Desinfizieren Sie die Wunde mit einem entsprechenden Mittel. Kleben Sie ein Pflaster auf den verletzten Körperteil. Unfälle mit Glasscherben: Falls die Scherbe nicht allzu tief sitzt, können Sie sie selbst entfernen. Sitzt sie tief, sollte ein Arzt die Operation vornehmen. Lassen Sie die Wunde etwas bluten. Danach muss die Wunde desinfiziert und verbunden werden.

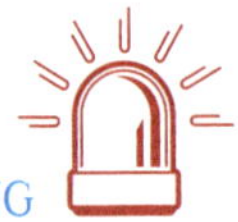

WARNUNG

Wird das verletzte Glied in den nächsten Stunden weiß, müssen Sie sofort zum Arzt. Auch wenn die Wunde stark schmerzt oder anschwillt. Dasselbe gilt auch für die Schnittwunde am Fuß: Schwillt der Fuß an oder wird er gefühllos, muss ein Arzt aufgesucht werden.

SCHÜRFWUNDEN

Sprechstunde

Sie fallen vom Fahrrad, stürzen beim Inlineskaten oder stolpern über Ihre eigenen Beine. Die Folge davon sind mit etwas Glück „nur" Schürfwunden. Sie sind nicht tief, aber brennen sehr unangenehm. Dank der hohen Regenerationskraft der Haut heilen Schürfwunden normalerweise schon nach wenigen Tagen ab und hinterlassen auch keine Narben.

Äußere Anwendung

Desinfizieren und beobachten. Ist die Wunde nur oberflächlich, kann sie mit Leitungswasser gewaschen werden. Ansonsten wären eine physiologische Kochsalzlösung und ein steriler Tupfer zur Säuberung zu empfehlen.

Prävention

So manche Schürfwunde ließe sich vermeiden, wenn man Schutzkleidung trüge. Falls Sie eine Sportart mit hohem Sturzrisiko betreiben, ist es ratsam, sich gegen Tetanus impfen zu lassen und den Impfstatus regelmäßig zu überprüfen.

WARNUNG

Bei großen, stark verschmutzten und nässenden Wunden muss ein Arzt aufgesucht werden.

BISSWUNDEN

Sprechstunde

„Keine Angst, er will nur spielen!" Tja, und schon haben sich die Zähnchen des lieben Spielgefährten in Ihren Arm gebohrt. Bei Bisswunden besteht eine große Infektionsgefahr. Die Anzeichen sind: Fieber, Rötung, Schwellung, Wundnässen und Schmerzen.

Äußere Anwendung

Reinigen Sie die Wundumgebung und desinfizieren Sie die Wunde mit einem flüssigen und abwaschbaren Desinfektionsmittel. Kein Puder und keine Salbe verwenden! Verbinden Sie die Wunde locker mit einer sterilen Kompresse oder

WARNUNG

Bei größeren Bissverletzungen, Anzeichen von Wundinfektion oder Verdacht auf Tollwut muss der Rettungsdienst alarmiert werden.

einem Pflaster und einem Verband. Auf die Wunde sollte nie Watte gelegt werden. Bei Tollwutgefahr: Wunde ein paar Minuten lang mit Seifenwasser waschen. Das tötet Tollwutbakterien. Anschließend mit Wasser abspülen und desinfizieren und natürlich auch in diesem Fall sofort einen Arzt aufsuchen.

BLUTVERGIFTUNG

Sprechstunde

Sie sind in einen rostigen Nagel getreten oder haben sich beim Fensterputz am spröden Holzrahmen verletzt. Jetzt ist die Wunde gerötet und eitert. Der betroffene Körperteil ist geschwollen, die Gelenke schmerzen, eventuell tritt Fieber ein, oder man sieht auf der Haut einen feinen roten Strich.

Äußere Anwendung

Wunde weder berühren noch auswaschen. Wunde und verletzte Körperteile ruhigstellen. Innerhalb der nächsten sechs Stunden einen Arzt aufsuchen!

WARNUNG

Bei hohem Fieber, Zittern, starken Schmerzen und wenn rote Streifen von der Wunde wegführen, sofort ins nächstgelegene Krankenhaus fahren.

NASENBLUTEN

Sprechstunde

Die Nase blutet, Hemd oder Bluse sind ruiniert. Woher kommt plötzlich das viele Blut? Der Grund fürs Nasenbluten ist nicht immer, dass man nach Western-Manier einen Schlag auf die auf die Nase bekommen hat. Manchmal reicht es aus, wenn man sich heftig geschnäuzt hat oder ein kleines Blutgefäß in der Nase geplatzt ist.

Äußere Anwendung

Soforthilfe: Kopf leicht nach vorne beugen, damit kein Blut in den Magen gelangt, was zu Brechreiz führen könnte. Nasenflügel einige Minuten fest zusammendrücken.

WARNUNG

Falls das Nasenbluten nicht aufhört oder sehr stark ist, unbedingt einen Arzt aufsuchen. Nasenbluten kann auch ein Zeichen für eine Kopf- oder Hirnverletzung sein.

Auch wenn das Nasenbluten aufgehört hat, wäre es falsch, gleich wieder Fun-Fitness und Ähnliches zu treiben. Was Sie jetzt brauchen, ist Ruhe!

VERBRENNUNGEN ALLGEMEIN

Durch massive Hitzeeinwirkung wird dem Körper die lebensnotwendige Flüssigkeit entzogen. An der verbrannten Stelle entsteht eine Rötung. Unterschieden wird zwischen Verbrennungen ersten, zweiten und dritten Grades.

VERBRANNT UND VERBRÜHT

Sprechstunde

Heißes Öl spritzt aus der Pfanne, das Bügeleisen war nicht ausgesteckt, und die Gratinform hätte man besser nicht mit bloßen Händen aus dem Backofen geholt. Die Haut ist rot und schmerzt. Bei Verbrennungen ersten Grades handelt es sich um schmerzhafte Hautrötungen. Ein Beispiel dafür ist der Sonnenbrand. Bei Verbrennungen zweiten Grades bilden sich sogenannte Brandblasen. Diese entstehen durch den Kontakt mit heißen Gegenständen wie Bügeleisen, Backblechen usw. Bei einer Verbrennung dritten Grades ist die Haut verkohlt, weiß oder schwarz. Verbrennungen zweiten und dritten Grades gehören in ärztliche Behandlung!

Äußere Anwendung

Kleinere Verbrennungen sofort unter kaltes Wasser halten. Mindestens 15 Minuten. Allerdings sollte das Wasser nicht kälter als 10° C sein. Decken Sie die verbrannte Stelle mit einem sterilen Wundtuch ab. Kleben noch Kleidungsstücke an der verbrannten Stelle, dürfen die Kleider keinesfalls ausgezogen werden.

WARNUNG

Nach neusten Erkenntnissen sollte man größere Verbrennungen nicht unter kaltes Wasser halten, da sonst die Gefahr einer Unterkühlung besteht. Und ganz wichtig: keine Hausmittel! Größere Verbrennungen muss ein Arzt behandeln. Ist die Verbrennung größer als zwei Handflächen, ist der Rettungsdienst zu alarmieren.

SONNENBRAND

Sprechstunde

Die Haut ist rot, juckt, zwickt und spannt. Ein Sonnenbrand ist alles andere als angenehm und kann einem mitunter den ganzen Urlaub vermiesen. Außerdem steht zu befürchten, dass sich die Haut in einigen Jahren für zu intensive Sonnenbestrahlung rächt.
Denn die Haut vergisst nichts, sie merkt sich jeden einzelnen Sonnenbrand.

WARNUNG
Stärkere Verbrennungen brauchen ärztliche Behandlung. Insbesondere wenn Erbrechen, Fieber oder Schüttelfrost auftreten, denn dann haben Sie wahrscheinlich einen Sonnenstich.

Äußere Anwendung

Leichter Sonnenbrand lässt sich mit Quark behandeln: Quark auf ein Baumwolltuch streichen und die gerötete Haut damit bedecken. Wirkt angenehm kühlend. So lange auf der Haut lassen, bis der Quark warm geworden ist. Mehrmals täglich wiederholen. Zur Not geht auch Naturjoghurt vom Frühstücksbuffet. Falls Sie keinen Quark in der Hotelminibar gelagert haben: Kühlende Gels aus der Apotheke sind angenehmer und wirkungsvoller als fetthaltige Cremes. Natürlich kann man sich auch mit Schwarztee-Umschlägen oder in Essig getränkten Tüchern behelfen. Hauptsache kühl. Ein Schwarzteebad entspannt die gequälte Haut. Ein paar Beutel ins heiße Wasser hängen und anschließend das Bad abkühlen lassen. Nach einem Sonnenbrand muss mindestens eine Woche Schattenpause eingelegt werden – eingecremt und mit einem T-Shirt bekleidet. Ein kaltes feuchtes T-Shirt lindert den Schmerz.

Prävention

Häufige Solariumsbesuche vor dem Strandurlaub helfen nicht wirklich. Gebraten und gebräunt wird auf dem Sonnenrost nur die Zellschicht der obersten Hornlagen der Haut. Nehmen Sie lieber rotes Gemüse wie Paprika, Tomaten oder Karotten zu sich. Antioxidantien wie Vitamin C, E und Beta-Karotin schützen gegen die UV-Bestrahlung. Täglich ein paar Tomaten, mit Olivenöl genossen, entwickeln wegen des hohen Anteils an Beta-Karotin einen natürlichen Schutz gegen Sonnenbrand. Was aber nicht bedeutet, dass man sich die Sonnencreme sparen kann! Am besten übrigens, man sucht sich, schon bevor es zu ersten Hautrötungen kommt, einen Schattenplatz. Zwischen 11 und 16 Uhr sollte man ganz auf Sonnenbestrahlung verzichten.

SONNENSTICH

Sprechstunde

Sie haben sich den ganzen Tag im Garten zu schaffen gemacht und dabei vergessen, einen Sonnenhut aufzusetzen. Jetzt ist Ihnen schwindlig, übel, Ihr Kopf ist röter als Ihre Tomaten, und er schmerzt.

Äußere Anwendung

Legen Sie sich an einen kühlen, schattigen Ort. Die Kleidung muss gelockert werden. Kühlen Sie den Kopf mit einem nassen Tuch. Halten Sie den Oberkörper hochgelagert und trinken Sie.

HITZSCHLAG

Bei einem Hitzschlag tritt hohes Fieber ein (über 40,5° C), die Haut ist trocken, der Patient schwitzt nicht, ist verwirrt, die Lippen sind blau, der Puls ist kaum noch spürbar.

Äußere Anwendung

Der Patient muss sofort und mit allen Mitteln abgekühlt werden, z.B. indem man ihn in ein kaltes Bad taucht oder mit kaltem Wasser übergießt. Gleiche Lagerung wie beim Sonnenstich. Ist der Patient bei Bewusstsein, sollte er Flüssigkeit zu sich nehmen. Alarmieren Sie den Rettungsdienst!

WARNUNG

Bei Fieber und Bewusstseinsstörungen muss sofort der Rettungsdienst alarmiert werden.

04.3 BLITZSCHLAG

BLITZSCHLAG UND ELEKTROUNFÄLLE

Sprechstunde

Ein Blitz schlägt ein. Eine Glühbirne wird gewechselt, ohne dass vorher das Stromnetz unterbrochen wurde. Durch einen Blitzschlag oder einen Elektrounfall kann es zu Haut- und Gewebeschäden kommen. Aber auch zu einem Herzstillstand, Störungen der Atmung oder Störungen des Nervensystems bis hin zu Bewusstlosigkeit und Lähmungen.

Äußere Anwendung

Sofort den Stromkreis unterbrechen: Stecker rausziehen! Vorher Patienten nicht berühren. Bei Elektrounfällen und Blitzschlag muss sofort der Rettungsdienst gerufen werden.

Prävention

Wenn's blitzt: Egal ob Tanne oder Eiche, stehen Sie nie unter einem Baum. Hüten Sie sich vor offenen Geländen und warten Sie nicht im Schwimmbecken oder See, bis das Wetter wieder besser wird!

WARNUNG

Bei dieser Art von Unfall ist es äußerst wichtig, sich selbst in Sicherheit zu bringen.

04.4 VERSCHLUCKT, VERGIFTET, VERÄTZT

Auch wenn keine unmittelbare Erstickungsgefahr droht, kann die Fischgräte im Hals ganz schön nerven. Bewegt sie sich partout nicht von der Stelle, sollten Sie lieber früher als später einen Arzt aufsuchen. Und auch bei Vergiftungen gilt: Bevor Sie überhaupt weiterlesen, vergewissern Sie sich, dass Sie die Telefonnummer des Toxikologischen Zentrums immer griffbereit in Ihrer Nähe haben. Dies sei insbesondere auch Pilz- und Beerenjägern empfohlen.

VERSCHLUCKT

Sprechstunde

Ein Krümel oder Häppchen landet statt in der Speiseröhre in der Luftröhre. Sie husten und hecheln und kriegen kaum mehr Luft.

Äußere Anwendung

Beugen Sie den Oberkörper möglichst weit hinunter und husten Sie, was das Zeug hält. Der Fremdkörper muss auf jeden Fall raus! Am besten, jemand klopft Ihnen mit der flachen Hand zwischen die Schulterblätter. Das Gleiche gilt auch, wenn ein Kind einen Gegenstand verschluckt hat. Der Gegenstand muss rausgeholt werden, während sich das Kind nach vorne beugt. Alarmieren Sie gleichzeitig den Notarzt – auch wenn keine offensichtliche Dringlichkeit vorliegt – und teilen Sie ihm mit, was das Kind verschluckt hat.

WARNUNG
Ist der Patient bewusstlos, muss sofort der Notarzt alarmiert werden.

VERGIFTET

Sprechstunde

Die Saftflasche war mit Putzmittel gefüllt, und Sie haben sich daraus einen tüchtigen Schluck genehmigt. Das kann üble Folgen haben. Es gibt einige toxische Substanzen, die zu Bewusstlosigkeit oder Vergiftung führen können.

Äußere Anwendung

Bei Verdacht auf eine Vergiftung sollten Sie sich sofort an einen Notarzt oder die Giftnotzentrale wenden.
Folgende Informationen sind zu melden:

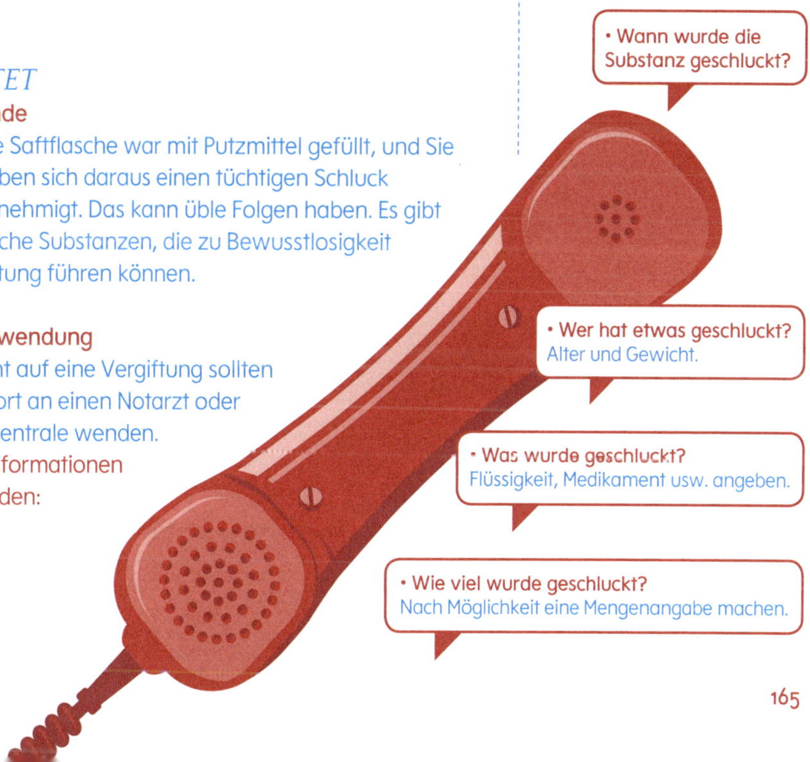

04.4 IM NOTFALL

WARNUNG

Der Patient darf nichts trinken, auch keine Milch. Ebenso wenig darf ein künstliches Erbrechen provoziert werden! Sind giftige Dämpfe ausgeströmt, sollten Sie sofort die Fenster öffnen und sich an die frische Luft begeben. Falls der Patient kein Lebenszeichen mehr von sich gibt, reicht es nicht, die Giftnotzentrale anzurufen. In diesem Fall braucht es den Notarzt.

VERÄTZT

Sprechstunde

Sie hantieren mit einem Putzmittel, und dabei spritzt Ihnen die Flüssigkeit ins Auge. Jetzt müssen Sie schnell handeln.

Äußere Anwendung

Lassen Sie den Rettungswagen rufen. Halten Sie mit den Fingern das Lid auf und spülen Sie das Auge unter fließendem Wasser aus. Achten Sie darauf, dass Sie das Auge gegen außen ausspülen (vom inneren Augenwinkel über das Auge zum äußeren). Am besten, Sie halten das zweite Auge zu. Falls Ihnen jemand helfen kann, sollte die zweite Person das Wasser aus einem Gefäß ausgießen. Führen Sie die Behandlung 20 Minuten lang durch oder bis der Rettungswagen kommt. Danach beide Augen mit einem feuchten Tuch abdecken.

04.5 SCHOCK

Ein körperlicher Schock tritt auf, wenn nicht genügend Blut durch den Körper fließt. Das Gehirn bekommt zu wenig Sauerstoff, und dem Patienten wird schwindlig. Ein Schock kann nach einem Unfall auftreten, wenn es z.B. zu Blut- und Flüssigkeitsverlust gekommen ist. Aber auch nach Insektenstichen, Verbrennungen, Vergiftungen und Allergien.

Sprechstunde

Sie sind Zeuge eines Unfalls: Ein Fahrradfahrer kauert am Boden, sieht blass aus und zittert. Ohne Zweifel, er hat einen Schock erlitten. Die äußeren Anzeichen eines Schocks sind Angst, Blässe, kalter Schweiß, Schwindel. Der Puls ist schwach, der Blutdruck sinkt, der Patient wird ohnmächtig. Der Kreislauf wird gestört.

Äußere Anwendung

Rufen Sie als Erstes und sofort den Rettungsdienst! Werden nicht rechtzeitig Gegenmaßnahmen eingeleitet, kann es zu einem Kreislaufzusammenbruch kommen. Der Patient muss auf den Rücken gelegt werden. Flach, mit erhöhten Beinen. Leidet der Patient unter Atemnot (Herzinfarkt), dann muss er mit erhöhtem Oberkörper gelagert werden. Geben Sie der Person nichts zu trinken (Erstickungsgefahr!). Kommt es zu Blutungen oder Erbrechen, muss die Person auf die Seite gelegt werden, in die stabile Seitenlage (01). Decken Sie den Patienten der Witterung entsprechend warm zu. Sprechen Sie mit ihm, und versuchen Sie den Patienten zu beruhigen, bis der Notarzt kommt.

(01)

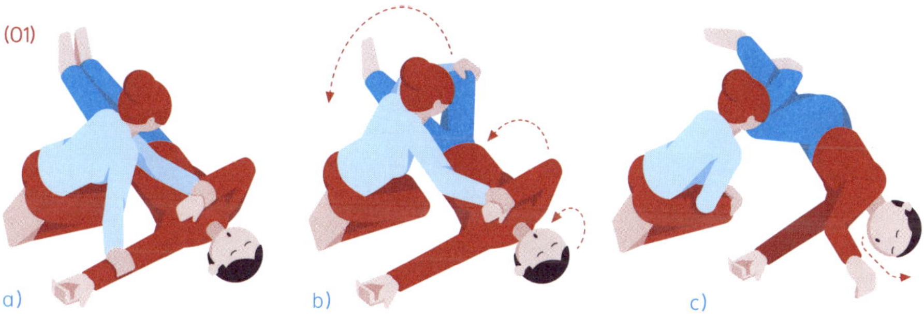

a) Seitlich neben dem Betroffenen kniend, dessen Beine strecken und den fernen Arm über der Brust anwinkeln. Der nahe, seitlich ausgestreckte Arm dient zur Stabilisierung des Patienten.

b) Das ferne Bein beugen und den Betroffenen in einem Zug vorsichtig zu sich herüberziehen.

c) Das nun oben liegende Bein 90° zur Hüfte ausrichten. Den Hals des Betroffenen überstrecken und den Mund leicht öffnen, sodass die Atemwege frei werden.

Haus- und Heilmittel-ABC

VON A WIE ANIS BIS Z WIE ZWIEBEL

Alle hier aufgeführten Haus- und Heilmittel finden Sie in ihrer Anwendung in den den Beschwerden und Symptomen zugeordneten Einträgen. Mit Nebenwirkungen oder Folgebeschwerden ist bei Einhaltung der empfohlenen Therapie nicht zu rechnen. Fragen Sie ruhig Ihren Naturheilkundler.

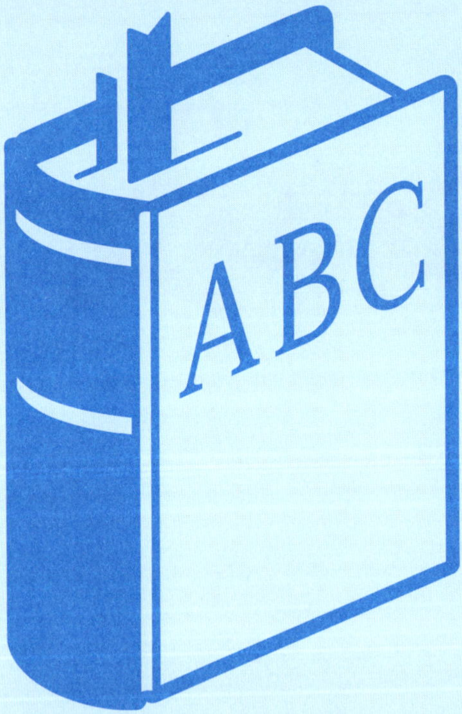

Hopfen: Burn-out, Nervosität, Schlaflosigkeit
Hühnersuppe: Erkältung
Huflattichblüten: Husten, Schuppen

I **Ingwer:** Durchblutung, Erschöpfung, Grippe, Kopfschmerz, Liebeskummer, Sodbrennen, Übelkeit

J **Joghurt (ungesüßt):** angegriffene Darmflora, Scheidenpilz
Johannisbeersaft: Schluckweh, Grippe
Johanniskraut: Hexenschuss, leichte Verstimmung, Liebeskummer, Regelbeschwerden, Rückenschmerzen, Wechseljahre

K **Kamille:** gereizte Augen, Aphten, Hautpilz, Heiserkeit, Husten, Koliken, Pickel, Regelbeschwerden, Schlaflosigkeit, Schnupfen
Kartoffeln: Bauchschmerzen, Kopfschmerz, Magenverstimmung
Kirschkernkissen: Rückenschmerzen
Knoblauch: Bluthochdruck, Dornwarzen, Fußpilz, Husten, Infektionen, Insektenstiche, Krampfadern, Ohrenschmerzen
Kümmel: Blähungen
Kürbiskerne: Prostatavergrößerung
Kurkuma: Entzündungen, Verstauchungen

L **Lavendel:** gereizte Haut, Haarausfall, Kopfschmerz, Läuse, Nervosität, PMS, Rückenschmerzen, Schlaflosigkeit, Schuppen, Stress
Leinsamen:
schmerzende Stirnhöhlen, angegriffene Darmschleimhaut, als Öl bei trockener Haut
Lindenblüten: Fieber, Grippe, Infektion
Löwenzahn: Gallenbeschwerden

M **Maiskolben:** Schlechte Durchblutung
Mandelöl: aufgesprungene Lippen, trockene Haut
Meersalz: Schnupfen, Zahnfleischbluten
Melisse: Regelbeschwerden, Schlaflosigkeit, Magenverstimmung
Meerrettich: Erkältung, Hexenschuss
Milch: Furunkel, gereizte Haut, Heiserkeit, Schlaflosigkeit
Misosuppe: Erschöpfung und Motivationsprobleme
Mispeln: Durchfall
Misteln: Bluthochdruck
Molke: Verstopfung
Mönchspfeffer: PMS, Regelbeschwerden, Wechseljahrbeschwerden
Muskat: schlechte Laune

N **Nelkenwurz:** Zahnfleischbluten

O **Olivenöl:** Heuschnupfen, rissige Hände, trockenes Haar, trockene Haut

P **Papaya:** Altersflecken
Passionsblüten: leichte Verstimmung
Petersilie: fettige Haut, Motivationsprobleme, Mundgeruch, Verdauungsstörungen, Bluthochdruck
Pfefferminze: Bluthochdruck, Heuschnupfen, Mundgeruch, Muskelkater, Übelkeit, Gallenleiden
Pflaumensaft: Verstopfung, Kerne bei Haarausfall
Preiselbeersaft: Blasenentzündung

Q **Quark (mager):** irritierte Haut, Pickel, Schluckweh

R **Rettich (schwarzer):** Husten

Ringelblume: Hautpilz, Krampfadern
Rosmarin: Erschöpfung, Haarausfall, Läuse, Motivationsmangel, niedriger Blutdruck, Schuppen
Rosskastanien: Krampfadern
S **Salbei:** Aphten, Fußpilz, Husten, Schweißausbrüche, Zahnfleischbluten
Safran: Schlaflosigkeit
Salz: Schweißfüße, Verstauchungen
Salzstangen: Durchfall, Übelkeit
Sanddorn: Erschöpfung, geschwächte Abwehrkräfte
Sauerkrautsaft: Verstopfung
Schafgarbe: Regelbeschwerden
Schachtelhalm: Bluthochdruck, Ekzeme
Schöllkraut: Warzen
Schwarztee: Übelkeit
Schwarzkümmel: Heuschnupfen,
Schwarzteebeutel gekühlt: Tränensäcke
Selleriesaft: Sodbrennen
Senf: kalte Füße
Sesamöl: Husten
Shiitakepilze: Bluthochdruck
Speichel: Insektenstiche
Spitzwegerich: Husten
Stiefmütterchenkraut: Heuschnupfen
T **Teebaumöl (verdünnt):** Hexenschuss, Muskelkater, Warzen
Tomaten: Ekzeme
Thymian: Schnupfen, Husten, Zahnfleischbluten
U **Urin (eigener):** Warzen
V **Vanilleöl:** schlechte Laune
W **Wacholderbeeren:** Heuschnupfen
Walnussblätter: Ekzeme
Wasser: hilft gegen fast alles!
Wassertreten: Bluthochdruck, Krampfadern
Wechselduschen: Erkältungskrankheiten (Prävention)
Weidenteer: Schuppen
Weidenrinde: Rückenschmerzen
Weißkohl: Furunkel, Verstauchungen
Y **Weißdornblüten:** Bluthochdruck
Z **Ylang Ylang:** sexuelle Unlust
Zahnpasta: Fieberbläschen
Zink: Potenzschwäche
Zitrone: Erkältung, Halsschmerzen, Hautirritationen, Heiserkeit, Ohrenschmerzen
Zitronengras: mangelnde Konzentration
Zwieback: Durchfall
Zwiebel: aufgesprungene Lippen, Erkältung, Furunkel, Grippe, Haarausfall, Heiserkeit, Hühneraugen, Insektenstiche, Krampfadern, Mittelohrentzündung

REGISTER

REGISTER

ZERTIFIKAT

Willkommen in der Welt der weißen Kittel.
Dank Ihrem neu erworbenen Wissen sind Sie befähigt, allerlei körperliches und seelisches Ungemach zu kurieren. Es gebührt Ihnen die Ehrfurcht all Ihrer Freunde, Bekannten und Verwandten.

Name des Laienarztes / der Laienärztin:

Korrekte Anrede:

Bei folgenden Mitmenschen habe ich im Krankheitsfall mit Haus- und Heilmitteln Heilerfolge erzielt:

Name: *Diagnose:* *Therapie:*

Warnung: Dieses Zertifikat ersetzt kein Staatsexamen.
Nein, auch nicht anderswo.

AUTORIN & ILLUSTRATOR

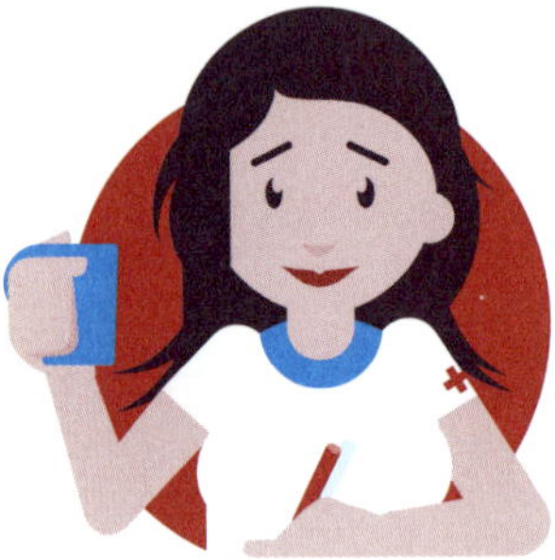

DIE AUTORIN

Katja Alves

Die Autorin und Journalistin Katja Alves ist dank natürlicher Heilmittel und -verfahren sämtliche hier aufgeführte Beschwerden wieder losgeworden. Mit anderen Worten: Sie hat alle empfohlenen Anwendungen mindestens einmal ausprobiert und überlebt. Wenn sie nicht gerade nach Umgangsformen in fremden Ländern forscht (vgl. Katja Alves/Dawn Parisi, *Darf man das? Ein Benimmbuch für unterwegs*), hält sich Katja Alves mit Vorliebe in Naturapotheken und Reformhäusern auf oder stattet dem Arzt ihres Vertrauens Hausbesuche ab.

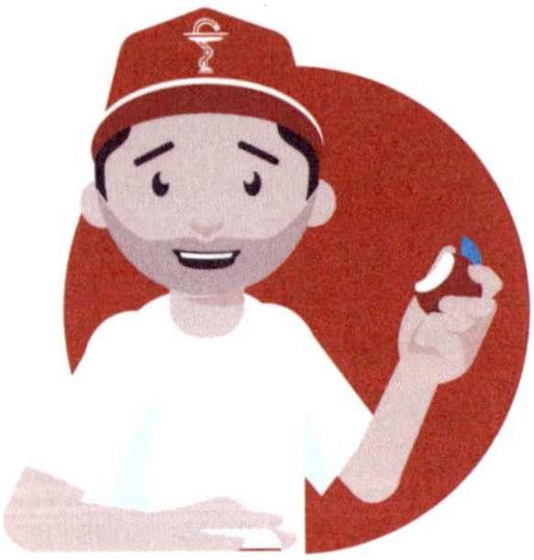

ILLUSTRATOR

Steffen Mackert

Seinen Hausarzt, so munkelt man, sieht der Grafiker und Illustrator seltener als den Papst. Und wenn doch einmal ein Zipperlein auftritt, was zum Glück selten vorkommt, so kann er sich nun mit diesem Buch selbst helfen.
Dass er Katja Alves in einem Asia-Shop den letzten Ingwer vor der Nase wegschnappt, so heißt es, sei auf Grund der räumlichen Distanz höchst unwahrscheinlich. Und wenn doch eines Tages zufällig diese Situation eintreten sollte, ist er Gutmensch genug, um ihr aus Dankbarkeit für die vielen schönen Tipps und Tricks den letzten Ingwer zu schenken.